肿瘤常识临床问答

林胜友◎主　编

全国百佳图书出版单位
中国中医药出版社
·北　京·

图书在版编目（CIP）数据

肿瘤常识临床问答 / 林胜友主编 .—北京：
中国中医药出版社，2024.1
ISBN978-7-5132-8371-7

Ⅰ.①肿… Ⅱ.①林… Ⅲ.①肿瘤 – 诊疗 – 问题解答
Ⅳ.①R73-44

中国国家版本馆 CIP 数据核字（2023）第 175176 号

中国中医药出版社出版
北京经济技术开发区科创十三街 31 号院二区 8 号楼
邮政编码 100176
传真 010-64405721
三河市同力彩印有限公司印刷
各地新华书店经销

开本 880×1230 1/32 印张 5.75 字数 102 千字
2024 年 1 月第 1 版 2024 年 1 月第 1 次印刷
书号 ISBN978-7-5132-8371-7

定价 50.00 元
网址 www.cptcm.com

服务热线 010-64405510
购书热线 010-89535836
维权打假 010-64405753

微信服务号 zgzyycbs
微商城网址 https://kdt.im/LIdUGr
官方微博 http://e.weibo.com/cptcm
天猫旗舰店网址 https://zgzyycbs.tmall.com

《肿瘤常识临床问答》编委会

主　编　林胜友

副主编　陈　健　王梦蕾　张佳璘　赖明阳
王　珏　王文龙

编　委　（以姓氏笔画为序）
冯妤茜　朱晗雨　华谦明　苏景阳
沈科展　陈　银　周晔玥　姜　静
倪　萃　傅　越　曾天旎

医路漫漫，遇见过不少病友，交流过不少家属。

理解疾病的恐惧、求医的艰难、治疗的痛苦、心理的压力。

一言难尽。

千方百计，百计千方，希望治愈，追求最佳结果，是患者与家属的愿望与努力的方向。

努力学习，认真负责，将心比心，优质服务，追求卓越，是医生的价值与目标。

说易行难。

创办美国第一家结核病疗养院的 E.L.Trudeau 医生在临终前结合自己的经历总结道：治愈疾病，只是医疗行为的一小部分；大部分时间，医学是在努力缓解患者的痛苦；而贯穿始终的应该是对患者的关爱。（To Cure Sometimes，To Relieve Often，To Comfort Always.）

根据病友及家属提出的部分问题，召集在读的 14

位博士、硕士研究生，以问答形式完成此册，希望对大家有所帮助；由于医学的发展及个人认知的不足，可能存在不少问题，请批评指正同时包涵，谢谢！

祈愿人人安康！

林胜友

2023年5月22日于杭州

一、基本情况

林胜友，中医学博士，主任中医师，博士研究生导师，二级教授；浙江中医药大学附属第一医院（浙江省中医院）党委委员、副院长；第七批全国老中医药专家学术经验继承工作指导老师，浙江省名中医，入选浙江省“新世纪151人才工程”；浙江省省市共建医学重点学科、“十三五”中医药重点专科学术带头人；第二届国家名医盛典“国之名医•优秀风范”奖获得者。林胜友从事中西医结合防治恶性肿瘤临床、教学、科研30余年。他提出中医肿瘤“辨病辨证相结合，兼顾其他疗法对中医证候影响”的学术观点，倡导“精准辨证施治，暖心医疗服务”理念；擅长对各种肿瘤的防治，尤其是老年肿瘤的防治；持续研究中医药辅助肿瘤手术、放疗、化疗、靶向、免疫等治疗增效减毒作用及中医药预防恶性肿瘤复发、转移，研究成果在临床上应用取得较好疗效。近年对内科复杂疑难疾病开展中医药治疗临床研究，取得较好疗效。

二、学术任职

中国预防医学会中西医结合预防与保健分会副主任委员，世界中医药学会联合会肿瘤精准医学分会副会长，世界中医药学会联合会乳腺病专业委员会理事，浙江省中医药学会理事、精准医学分会主任委员、肿瘤分会副主任委员、膏方分会副主任委员，浙江省抗癌协会抗癌药物专业委员会副主任委员，浙江省肿瘤联盟肿瘤康复专业委员会副主任委员等。

三、教育、学习经历

1984 年 9 月—1989 年 7 月：浙江中医学院中医系，学士。

1997 年 9 月—2002 年 7 月：浙江大学医学院，肿瘤学硕士。

2003 年 7 月—2006 年 7 月：浙江中医药大学，中医内科博士。

曾参加美国 UCLA 肿瘤抗血管治疗培训，曾做过英国帝国理工大学管理学访问学者。

四、工作经历

1989 年大学毕业分配到浙江省中医院工作，后继续求学获浙江大学医学院肿瘤学硕士学位、浙江中医药大学博士学位。在浙江省中医院工作期间，工作业绩在医院同级别医生中名列前茅，主持完成国家自然科学基金、国家科技部行业专项、浙江省自然基金等多项科研项目。2013 年入职杭州市肿瘤医院工作，作为杭州市卫生和计划生育委员会 I 类重点学科带头人，带领医院中西医结合科成功转型为中西医结合肿瘤科，推动杭州市肿瘤医院中医肿瘤科研和临床的发展。2017 年 11 月入职杭州市丁桥医院（现杭州市中医院丁桥院区）工作，作为学科带头人，他带领杭州市中医院肿瘤学科建设快速发展，成功申报浙江省省市共建医学重点学科、浙江省“十三五”重点专科、杭州市高峰学科。2022 年 10 月入职浙江中医药大学附属第一医院（浙江省中医院）。

五、工作成果

1. 基于肿瘤患者手术、放化疗、靶向治疗导致中医证型改变的临床事实，提出中医肿瘤临证时“辨病辨证相结合，兼顾其他治疗对中医证型影响”的观点。

2. 基于主持的国家中医药行业专项及浙江省中医药重点科技计划的“大肠癌”“胃癌”临床多中心

研究成果，提出脾虚为大肠癌主导病机，化疗后湿浊内蕴和脾虚肝郁是临床治疗的重点；预防胃癌手术后复发转移，重点在健脾，提出了健脾补脾、益气生血可以降低胃癌复发转移的临床认识。

3. 基于国家自然科学基金面上项目等 11 项课题研究，提炼出胸部肿瘤放射治疗期间“热毒伤肺、痰瘀互结”的中医病机观点，发现以麻杏甘石汤为主方的辨证治疗方案能明显减轻放射性肺损伤，提高放射治疗完成率及生活质量。在系列研究成果基础上，提出胸部肿瘤放射性治疗的中医配合治疗原则为清肺化痰、理气祛瘀。

4. 针对恶性肿瘤化疗后骨髓抑制、免疫功能低下情况，根据临床及基础研究提出“气血不足、脾虚及肾”病机认识，治拟健脾益肾、补益气血。

5. 针对一些肿瘤疑难杂病及合并病，结合患者体质，分析中医核心病机，提出新的见解：①肿瘤综合治疗后，晚期患者的核心病机是脾肾两虚，治疗上脾肾同治，佐以温阳，下元温煦则中土得补，健运有权，虚寒自除，生命得延。②肿瘤合并带状疱疹，辨证论治以虚实为纲，从“火”论治；“实火”为肝火旺盛、肝经湿热，“虚火”为脾气虚衰所致。③肿瘤患者化疗中后出现潮热、盗汗、口腔溃疡诸症，核心病机为脾胃受损，脾虚为基础，中焦气机升降失司，阴火上炎，借鉴李东垣针对“阴火”所创之“甘温除大热”法，提出针对肿瘤化疗后出现的潮热、盗汗、口腔溃疡诸症以补中、升阳、泻阴火为治则的临床认识。

6. 人才培养：已培养全日制博士研究生 2 名、硕士研究生 34 名、在职硕士 4 名，均成绩优秀，已成为各大医院的医疗科研骨干。目前带在读博士研究生 2 名、硕士研究生 13 名。自 2014 年开始师承带徒。

7. 学术著作与论文：以第一作者或通讯作者在核心期刊发表论文 133 篇，近 5 年发表论文 31 篇（其中 SCI 15 篇），著作 3 部。

8. 科研课题与专利：积极开展科学研究，作为主持人完成国家高科技发展计划（863 计划）子课题 1 项、国家中医药行业专项 1 项、国家自然科学基金项目 1 项、浙江省自然科学基金项目 1 项、浙江省中医药重点项目 1 项；在研课题：浙江省科技厅重点研发计划项目 1 项、杭州市科委重点项目 1 项。发明专利 2 项，实用新型专利 2 项。

六、科研获奖

课题“从 TGF-β/Smad 信号通路探讨肺热痰瘀

论治急性放射性肺损伤的分子机制”获“2016年国自然成果登记”。课题“龟鹿二仙胶对化疗小鼠脾T细胞凋亡及凋亡相关基因的调控”获“2010年浙江省中医药科学技术奖三等奖”。“中医补益法优化干预大肠癌辅助治疗阶段的实验研究”获“2012年浙江省中医药科学技术奖二等奖”。“腕踝针在癌症疼痛爆发痛管理中的应用”“水中草颗粒治疗复发性口腔溃疡的分子机制”获“2016年浙江省中医药科学技术奖三等奖”。“龟鹿二仙胶巴布剂减轻大肠癌患者化疗后骨髓抑制的前瞻性研究”获“2018年浙江省中医药科学技术奖三等奖”。参加的课题“健脾解毒法防治大肠癌术后转移的临床应用和基础研究”获“2015年教育部科学技术进步奖二等奖”。

CONTENTS 目录

第一章　基础知识篇

第二章　预防诊断篇

第三章　中西医治疗篇

第四章　饮食宜忌篇

第五章　康复养生篇

第一章

基础知识篇

第一节　认识恶性肿瘤

1. 什么是肿瘤？中医是如何理解肿瘤的

简单来讲，肿瘤就是人体生长出的一种异常肿块或赘生物。肿瘤分良性与恶性，两者是有明显区别的。

中医认为肿瘤并不是一种局部疾患，而是一种全身性疾病的局部表现，强调“气”“血”是人体生理功能的重要基础，气血虚弱、痰凝寒彻、气滞血瘀等导致的阴阳失衡是肿瘤发生发展的关键病机。

2. 良性肿瘤与恶性肿瘤的区别

根据肿瘤的分化程度、复发和转移情况等，临床常将其分为恶性肿瘤和良性肿瘤。此外，还有一种肿瘤介于良、恶性之间的肿瘤，又叫交界性肿瘤。

良性肿瘤是指那些停留在原发部位，不扩散至周围组织或身体其他远处部位的肿瘤，如脂肪瘤和子宫肌瘤。良性肿瘤往往生长缓慢，多以膨胀性生长方式生长，边界清楚，手术切除后复发的可能性不大，对人体的危害相对可控。不过，某些特殊类型的良性肿瘤如结直肠息肉可以转变为恶性肿瘤，需要密切监测，及时手术切除。

恶性肿瘤生长迅速且不受控制，可侵入周围组织，并可通过血液或淋巴系统扩散、转移到肝脏、肺脏、大脑和骨骼等部位，需要及时治疗以避免病情进一步恶化。

简单来说，良性肿瘤局部生长，肿瘤长大后会造成局部压迫，影响身体健康，但容易清除干净，一般不转移、不复发；恶性肿瘤快速生长，没有节制，易转移、易复发，破坏组织、器官的结构和功能，危及生命。

3. 是否人人身上都有癌细胞

从严谨的科学角度来说，正常人体不存在癌细胞，但人体每天的新陈代谢过程中可能出现存在癌性潜能或倾向的异常细胞。人体每天的新陈代谢过程中会新增加 100 多亿个细胞，而在分裂和繁殖的过程中，DNA 复制难免“出错”，导致基因突变，从而衍生少量有癌性特征或倾向的细胞，但此时并没有发生癌症。

虽然人人都有存在癌性潜能或倾向的异常细胞，但不是人人都患癌！一般情况下，绝大多数的异常细胞会被人体的免疫系统识别并清除掉；只有在一定的条件下，这类细胞进一步发展，才有可能发生癌症。

随着年龄的增长，人体免疫系统功能低下，不良生活方式或体内有毒物质的堆积，促使癌症发生的危险因素增多，内环境发生变化，DNA 复制错误的概率越来越大，基因突变率也会越来越高，而机体修复功能下降到一定程度，癌症才会发生。

4. 恶性肿瘤就是癌吗

在日常生活中，人们大多将癌与恶性肿瘤相提并论，有人认为长了肿瘤就是患了癌症，也有人认为恶性肿瘤才是癌症，那么事实究竟是怎样的？恶性肿瘤与癌之间，有哪些区别和联系呢？

整体而言，广义的肿瘤包括良性肿瘤、交界性肿瘤和恶性肿瘤。民间说的癌症就是恶性肿瘤；医生们说的恶性肿瘤，根据肿瘤细胞来源组织的不同又可以分为癌和肉瘤。大多数癌症起源于上皮组织，如肺癌、结直肠癌、胃癌、食管癌等；肉瘤大多数起源于间叶组织，如平滑肌肉瘤、脂肪肉瘤等。这几个概念并不能混为一谈，我们可以这样理解：肿瘤包括良性肿瘤和恶性肿瘤，恶性肿瘤包括癌和肉瘤，民间所说的恶性肿瘤等于癌症。

5. 癌和肉瘤的区别

根据肿瘤细胞的来源，恶性肿瘤可分为癌和肉瘤。

癌是最常见的恶性肿瘤类型，属于上皮细胞来源。上皮细胞是人体皮肤或腔道表层的细胞，其种类不同，相应的，癌的命名也各不相同，如腺癌、鳞状细胞癌、基底细胞癌等。大多数结肠癌、前列腺癌和乳腺癌都是腺癌。

肉瘤是起源于软骨或软组织等间叶组织的恶性肿瘤。软组织包括肌肉、脂肪、纤维组织（如肌腱和韧带）和血管、淋巴管等。骨肉瘤是最常见的软骨恶性肿瘤；而卡波西肉瘤、平滑肌肉瘤、恶性脂肪肉瘤、恶性纤维组织细胞瘤和隆突性皮肤纤维肉瘤等都是常见的软组织肉瘤类型。

6. 实体瘤（癌）与血液恶性肿瘤的区别

实体瘤（癌）与血液恶性肿瘤主要可从以下几个方面进行区别：

肿瘤形态：一般来说，实体瘤（癌）都会形成肿块，可通过CT（电子计算机断层扫描）、B超、MRI（磁共振成像）等影像检查发现局部占位，或触诊扪及有形的肿块，常见的有肺癌、肝癌、乳腺癌、胃癌等；而血液恶性肿瘤则是一组包括白血病、淋巴瘤及多发性骨髓瘤等在内的造血系统疾病，肿瘤细胞分布于血液中，只有在显微镜下才能观察到。

生长速度：血液恶性肿瘤的生长速度更快。

肿瘤分期：实体瘤（癌）常根据它的肿块大小及扩散范围来分期，目前以 TNM 分期较为常用；而血液恶性肿瘤没有实体病灶，不便进行 TNM 分期，常以血液中肿瘤细胞比例、骨髓穿刺活检结合基因检测为分期依据。

治疗方法：实体瘤（癌）可采用手术、放疗、化疗、免疫及靶向治疗等；而血液恶性肿瘤多采用放、化疗联合骨髓移植进行治疗，近几年来，靶向治疗与免疫治疗的兴起为血液系统肿瘤的治疗带来了巨大变化。

7. 什么是恶性肿瘤的分期

恶性肿瘤的发展其实是一个连续性的过程，肿瘤细胞逐渐增大，出现周围扩散，侵犯淋巴结或远处器官组织，病情日益加重直至患者死亡，为了进行更好的疾病管理，我们人为地将这个连续性过程划分为不同的分期。

目前最常用的癌症分期系统是由美国癌症联合委员会（AJCC）修订的 TNM 系统。T，即 tumor 的缩写，指原发肿瘤情况，包括原发肿瘤的大小、向周围浸润的程度与范围、是否累及邻近器官；N，即 node，指区域淋巴结转移情况；M，即 metastasis，指远处转移情况。TNM 分期的本质是反映肿瘤的侵袭转移程度，是评价恶性肿瘤进展程度、转归和预后的重要指标。基于 TNM 分期，肿瘤可以划分为四期，Ⅰ期指肿瘤位置局限没有扩散迹象，Ⅱ期指肿瘤扩散至邻近淋巴结，Ⅲ期指附近器官或组织也有了转移灶，Ⅳ期则表明肿瘤已经发生远处转移。通常Ⅰ、Ⅱ期属于肿瘤早期，Ⅲ、Ⅳ期则属于中晚期。一般来说，分期越早，肿瘤的进展程度就越低，转移就越少，治疗效果就越好，术后越不容易出现复发和转移。

8. 常见恶性肿瘤有哪些

据世界卫生组织国际癌症研究机构（IARC）发布的2020年全球癌症负担数据显示，全球发病率位居前10位的癌症分别是乳腺癌226万人，肺癌220万人，结直肠癌193万人，前列腺癌141万人，胃癌109万人，肝癌91万人，宫颈癌60万人，食管癌60万人，甲状腺癌59万人，膀胱癌57万人。这10种癌症占据新发癌症总数的63%。癌症现已成为中国高发疾病之一，基于庞大的人口基数，我国新发癌症457万例（约占全球总新发癌症人数的23.7%），癌症死亡300万例（约占全球癌症死亡总人数的30%），均位居全球第一。

9. 如何确定恶性肿瘤的严重性

尽管我们总是笼统地说着肺癌、乳腺癌、胃癌等，但不同类型的肿瘤严重程度不同，即使患者罹患同一肿瘤，其严重性也大不相同。目前界定肿瘤严重程度最关键的就是以下两个因素：

（1）病理类型：临床上常常通过CT、超声引导下穿刺活检、内镜活检等方式来获取相关信息，而我们得到的病理报告上总是避不开未分化癌、低分化癌、中分化癌等字样。所谓分化，指肿瘤细胞与正常细胞生长发育的相似程度。分化程度越高，说明越接近正常细胞，恶性度也就越低，危险性更小，反之，分化程度越低，说明肿瘤细胞和正常细胞的差别越大，那么它的恶性程度势必更高，危险性也更大，更容易出现扩散、转移，预后较差。

（2）肿瘤分期：临床界定癌症分期，最重要的就是借助影像学手段，包括CT、B超、磁共振以及PET–CT（正电子发射计算机断层扫描）等检查。不同的癌种转移扩散的习性不同，患者需要做的评估检查也不相同。比如胃癌、肠癌，容易出现肝等腹腔脏器及腹膜转移，因此确诊后常常要做盆腔增强CT和胸部CT。但对于肺癌，最常见的复发转移部位是骨和脑，所以通常需要完善头颅核磁和骨扫描检查。但需要注意的一点是，通过影像学判断的TNM分期，也就是临床分期不一定完全准确，有时候会和术后的病理TNM分期有差别。

10. 恶性肿瘤的生长方式有哪些

（1）外生性生长：以体表、体腔（胸、腹腔）及管道器官（肠、胃）类肿瘤为代表，恶性肿瘤常呈不同的形态向表面凸起，如乳头状、蕈状、息肉状和菜花状等，在向外生长的同时也会向底部浸润。恶性肿瘤往往生长迅速，一旦出现营养供需失衡，就会发生出血、坏死、脱落而形成底部坑坑洼洼、边缘隆起的恶性溃疡。

（2）浸润性生长：恶性肿瘤不断地从周围汲取营养，癌细胞会迅速侵入周围组织、血管、淋巴结，故与周围组织没有明显分界，久之出现全身的病灶。

11. 恶性肿瘤会遗传吗

恶性肿瘤是一种基因病，不是遗传病但有一定的遗传倾向。恶性肿瘤的发生存在着一定程度的种族差异及家族聚集现象，提示肿瘤的发生与遗传因素有关，个人遗传特性是决定肿瘤易感性的重要因素。但所谓遗传，指的是对癌症的“易感性”，也就是说，癌症不会像“双眼皮”一样直接赋予你的下一代，但如果他继承了某种遗传性肿瘤的致病性突变基因（如 BRAC 致病突变基因），那么将来他发生一些癌症的概率将高于普通人。

另外，虽然癌症“易感性”会遗传，但并不是所有的癌症都会遗传。目前，我们已知的癌症有上百种，但其中仅有约 10% 算得上是“遗传性肿瘤”，比如遗传性视网膜母细胞瘤、遗传性甲状腺髓样癌、遗传性弥漫型胃癌、遗传性乳腺癌 / 卵巢癌综合征、Lynch 综合征等。大部分肿瘤相关遗传是遗传给子代对肿瘤相关危险因素的易感性和倾向性。比如卵巢癌、乳腺癌、胃癌和结直肠癌是其中相对常见的恶性肿瘤，一般具有恶性肿瘤家族史的人群比普通人更可能患恶性肿瘤，因此要高度警惕家族史，有家族史的人群是肿瘤的高危人群，应高度重视身体状况，定期体检筛查，做到早发现、早诊断、早治疗。此外，绝大部分癌症的发生不是由遗传因素起决定作用的，而是“遗传因素”与“环境因素”共同作用的结果。所以，良好的生活环境和健康的生活习惯对预防癌症很重要！

12. 恶性肿瘤会传染吗

不会，肿瘤不是传染病。传染病是通过如微生物、寄生虫等病原体在生物之间传播而导致的疾病。而肿瘤是在各种致癌因素作用下，人体内某一个细胞的基因发生改变，从而导致细胞异常增生而形成的新生物，基因的改变是不会通过病原体来传播的。但一些导致肿瘤发生的病因具有较强的传染性，一旦传染给正常人，就有很大的概率诱发正常人患相应的肿瘤，比如感染乙型肝炎病毒容易诱发肝癌。

13. 得了恶性肿瘤就会死亡吗

很多人潜意识认为得了肿瘤便是被判了死刑，从而变得消极抑郁。其实，随着肿瘤诊疗技术的发展，肿瘤的治疗与控制已经有了极大的进步。遵循早发现、早诊断、早治疗的原则，越来越多的肿瘤患者的生存期大大延长，且更有甚者能治愈。恶性肿瘤不是绝症，是一种慢性疾病，中西医结合治疗能改善患者的生命质量，延长患者的寿命，大多数患者能做到带瘤生存。我们必须积极接受正规医院的规范化治疗，良好的身体状态和健康的情绪对于肿瘤患者来讲，有利于肿瘤的治疗，哪怕是晚期肿瘤，也可以延长生命，带瘤生存。

第二节　恶性肿瘤的影响因素

1. 什么是人体患癌最主要的原因

癌症的病因尚未被完全了解，目前比较明确的原因如下：

（1）环境致癌危险因素：包括化学致癌物（如污染的空气、水、食物）、物理致癌物（如电离辐射、紫外线辐射和石棉等部分矿物纤维）以及生物致癌物（如肝炎病毒、EB 病毒及人乳头瘤病毒等致瘤病毒，幽门螺杆菌等致癌细菌，肝吸虫、裂体吸虫等肿瘤相关寄生虫）。90% 以上的人类肿瘤可能由环境致癌因素引起或与环境致癌因素相关。

（2）生活方式危险因素：如不良饮食习惯、吸烟、饮酒、肥胖、体力活动不足等，都被证实可能导致肿瘤的发生。

（3）基因组危险因素：小部分肿瘤可通过常染色体显性遗传，使得遗传性肿瘤基因携带者发生特定肿瘤和其他部位肿瘤的风险比正常人高数十倍甚至数百倍。绝大多数恶性肿瘤是由多种因素引起的，最常见的遗传因素是遗传给子代对肿瘤相关危险因素的易感性。

2. 恶性肿瘤的发生与性格有关吗

恶性肿瘤是重大的负性应激事件及心理事件，不可否认性格或者说是精神因素对恶性肿瘤的发生与转归有一定影响。

性格因素并不能直接致癌，但它却是一种慢性的持续性的刺激，促使神经内分泌活动紊乱，脏器功能失调，继而降低身体的免疫力，使得免疫系统识别和消灭癌细胞的监视作用减弱，使癌细胞有可乘之机。研究表明，胃癌、肝癌及颅内恶性肿瘤等，与易怒、计较、过度压抑自己相关；再如乳腺癌，它更常发生于那些重症抑郁症患者，而且往往预后更差。

研究表明，生活态度等性格特征对癌症患者的预后有着显著影响。不论是手术、放疗、化疗、靶向治疗、免疫治疗，还是中医药治疗，所有的抗癌手段都需激活、调动人体内在的功能，才能更好地发挥作用，整体心身状态使之处于良好的状态之下，保持健康的人体内环境，使之不利于癌细胞的生长。

3. 恶性肿瘤与生活方式有关吗

哈佛大学研究团队对我国 1991—2011 年的国民健康与营养调查数据进行了分析，发现我国 50.4% 的常见消化道肿瘤的发生和饮食不节、偏嗜烟酒、运动不足等生活方式有关。

（1）饮食：常言病从口入。当不干净的烧烤、麻辣烫、牛油火锅、炸鸡啤酒、蛋糕奶茶等饮食长期占据当代人的餐桌，那恶性肿瘤的发病率一直升高也就不奇怪了。红肉摄入过多、蔬菜摄入不足的饮食结构，以及偏嗜咸口、喜好烫食的饮食习惯也是诱发癌症的因素。此外，进食一些含黄曲霉素的发霉食物，也会促进肿瘤生长。

（2）烟酒：烟酒是打开癌症大门的推手。研究表明，每天吸烟 20 支以上的人，患癌风险比不吸烟者高出若干倍，且女性比男性患癌风险更大。吸烟不仅和肺癌有关，与食管癌、胃癌、结直肠癌等消化道肿瘤发生的关联性也很强。至于饮酒，不论红酒、啤酒，都属于世界贸易组织（WTO）的国际癌症研究机构（IARC）定义的 1 类致癌物。

（3）运动锻炼：WTO 早在 2013 年就公布，缺乏运动已成为全球第四死亡风险因素，它会导致体内免疫细胞减少，大大增加患癌的概率。研究表明，每天进行 30 ～ 60 分钟中到高等强度体育锻炼的人，患癌症的风险会降低，尤其是乳腺癌和结肠癌的风险。运动不足、暴饮暴食的生活方式会导致肥胖，而肥胖与癌症发生相关。

（4）生活作息：长期熬夜是肿瘤高发的一个诱因，因为熬夜会导致内分泌激素水平的紊乱、细胞代谢异常，影响人体细胞正常分裂，导致细胞突变，增加患癌风险。

4. 恶性肿瘤与工作压力有关吗

我们一直说着“压力山大”，认为工作压力也是导致肿瘤发生发展的关键一环。据报道，部分癌症确实与工作压力息息相关，特别是结直肠癌、肺癌和食管癌等。另外，认为工作压力有害的这个想法也有危害。因为大脑皮层对人体各器官的病变起重要作用，如果神经系统不间断地受到外界压力刺激，可导致大脑调控失职，继而使肿瘤细胞异常增殖。

过度的工作压力没有得到及时调节，精神心理负担日益加重，此时癌症发生的概率就会增加。所以要学会调节工作压力，养成健康的工作方式。首先，承认压力的存在，也就是说当你感知到压力时，不要逃避，允许自己与压力共处。其次，跳出压力有害的思维，与其恐惧不如拥抱，压力实际上是你对在意事物的本能反应，这时候不要沉浸在压力中，而是要思考现阶段能做些什么来应对压力，让自己“支棱”起来。

5. 恶性肿瘤与生活环境有关吗

我们认为虽然大多数的癌症发病是由不良生活方式引起的，但环境因素在促进恶性肿瘤发生发展中的作用不容忽视。目前研究认为，肿瘤发生有关的环境因素按其性质分为化学性因素、物理性因素和生物性因素三大类，其中，化学性因素则占主要地位。环境致癌物的来源主要有以下几方面：

（1）空气污染：世界卫生组织下属的国际癌症研究机构在 2013 年 10 月 17 日发布报告，首次指出大气污染“对人类致癌”，并视其为普遍和主要的环境致癌物。燃烧煤产生的烟雾、机动车辆排放的尾气及工业废气都含有致癌物，接触大气污染的程度越深，罹患肺癌的风险越大。基于我国人群的研究显示，PM2.5 浓度每增高 10 ug/m^3，男女肺癌发病相对风险分别增加 5.5% 和 14.9%；我国 23.9% 的肺癌死亡可归因于 PM2.5 污染。

（2）水污染：水污染最容易诱发消化系统癌症，如肝癌、食管癌、胃癌等；若污染物被人体吸收，影响范围就会蔓延至全身。

（3）电离辐射：电离辐射的危害是可能诱发白血病和多种实体肿瘤，患者如年轻时遭受电离辐射暴露，患病的风险可能更高。生活中较常见的电离辐射包括居住地土壤和建筑材料中的氡气暴露，其导致的肺癌占总数的 3% ～ 14%。紫外线属于电磁辐射，也是一种常被忽视的癌症诱因。过度暴露可导致皮肤癌，如基底细胞癌（BCC）、鳞状细胞癌（SCC）和黑色素瘤。因此，少晒日光浴，避免过度暴露，使用防晒霜和保护性服装都是有效的预防保护措施。

（4）职业生产化学污染：患者在生产环境中接触许多种化学物质，其中有些化学物质是致癌的，长期接触可导致癌症的发生。职业性癌症来源明确，故可通过积极的预防措施来达到有效的预防目的。

6. 都说抽烟是致癌因素，为什么有人抽了 60 年不得癌，有人不抽烟却得了癌

世上没有两片相同的树叶，也没有两个完全一样的人。患癌与否不止与致癌因素相关，也跟遗传因素、生活习惯等有关系。不是说抽烟的人一定会患癌，也不是不抽烟的人就不会患癌。已知香烟的烟雾中含有数百种化合物，其中 50 种以上已被证明具有致癌性。对于同一个人来说，烟草增加了他 / 她罹患癌症的可能性，这是毋庸置疑的。所以，如果想尽可能避免肿瘤的发生，不抽烟、不酗酒，保持良好的生活习惯，是我们都应该要做到的。

7. 喝酒会致癌吗

会的。饮酒是已知与人类癌症关系最密切的危险因素之一，仅次于吸烟、慢性感染和肥胖，具有强而一致的致癌性证据。饮酒会导致口腔癌、咽癌、喉癌、食管癌、肝癌、结肠癌、直肠癌以及女性乳腺癌的发生，也与胰腺癌、肺癌的发生相关。

第三节　恶性肿瘤的好发人群

1. 哪些人容易患鼻咽癌

鼻咽癌是指发生于鼻咽腔顶部和侧壁的恶性肿瘤，是我

国高发恶性肿瘤之一，发病率居耳鼻咽喉恶性肿瘤之首。临床常见的症状为鼻塞、涕中带血、耳闷塞感、听力下降、复视及头痛等。目前对于鼻咽癌的治疗首选放射治疗，鼻咽癌对放射治疗具有中度敏感性。鼻咽癌的高危人群常见于：

（1）有鼻咽癌家族史者：鼻咽癌有明显的遗传倾向，如果家族中有人曾经患过鼻咽癌，那么直系亲属患癌的概率也会大大增加。

（2）EB 病毒感染者：鼻咽癌患者体内的 EB 病毒抗体种类多于一般人。而大部分南方人有过该病毒的接触史，尽管大部分人不会患病，但是在环境改变的时候，部分人免疫力下降，压制不住 EB 病毒，就会发生鼻咽癌。

（3）不良饮食习惯者：经常食用短时间腌制以及烟熏食物者易患病。我国东南沿海地区鼻咽癌的患病率要比内陆高，主要是因为沿海地区长期食用腌制食物，而咸鱼以及烟熏的食物含有很高的亚硝胺，这种致癌物质是导致鼻咽癌的高发因素。

（4）抽烟者：抽烟者的口鼻腔黏膜经常受烟草中致癌物质的刺激，其发生鼻咽癌的概率较不吸烟患者增加。

（5）工作生活环境污染严重者：例如长期生活在装修材料含有大量铬、镍等重金属物质的环境中，或工作环境中含有大量的石棉等。

2. 哪些人容易患肺癌

2021 年癌症统计数据显示，肺癌仍是目前世界上癌症死亡率最高的恶性肿瘤疾病。在我国，其发病率和死亡率仍居所有恶性肿瘤的第 1 位，严重威胁着人们的生命健康。肺癌的高危人群常见于：

（1）吸烟者：吸烟目前被国际上公认为是肺癌的高危因素。吸烟人士发生癌症的概率是不吸烟人士的 6 倍以上，且与烟龄、一天吸烟的根数、烟质量的好坏有关。而且，被动吸二手烟比直接吸烟的危害更大。

（2）生活在空气污染环境者：尤其是经常接触烹调油烟的人，肺部的损伤相对更大。

（3）经常接触石棉网和一些重金属的辐射者。

（4）既往有慢性肺部病史者：如肺结核、慢性阻塞性肺疾病的患者等。

（5）家族亲属中有肺癌病史者：肺癌患者的直系亲属具有遗传易感性。

3. 哪些人容易患乳腺癌

乳腺癌是我国女性最常见的恶性肿瘤，但也是预防和治疗明确有效的肿瘤之一。乳腺癌的确切发病机制尚不明确。从临床来看，40 ～ 60 岁是乳腺癌的高发年龄段，45 岁左右更显集中。乳腺癌的高危人群常见于：

（1）有乳腺癌家族史、遗传或基因缺陷者：母亲患有乳腺癌的女性，发病风险明显升高，其发生乳腺癌的概率比正常人高 2 ～ 5 倍。

（2）初潮年龄早、绝经年龄晚、不孕及初次足月产的年龄较大者。

（3）乳房接受过量电离辐射（如放射线等）者。

（4）体内雌激素水平高者。

（5）患有其他乳房疾病（如乳房良性肿瘤）者，或一侧患有乳腺癌的女性，另一侧乳房发病的风险也升高。

（6）有不良的生活习惯者：如吸烟、饮酒、熬夜、肥胖的人群。

4. 哪些人容易患食管癌

食管癌是常见的消化道肿瘤，全世界每年约有 30 万人死于食管癌。我国是世界上食管癌高发的地区之一，每年平均死亡约 14 万食管癌患者。男性发病率高于女性，发病年龄多在 40 岁以上。我国食管癌死亡率在全世界居高位。食管癌的高危人群常见于：

（1）有消化道症状者：比如胃食管反流患者，胃酸长期刺激其食管可引起食管上皮细胞在增殖过程中损伤而发生癌变，因此有消化道症状的人其患癌风险会比一般人高。

（2）慢性食管炎伴不典型增生者：食管内壁黏膜细胞因

为炎症而处于活跃的代谢状态，容易发生癌变，慢性食管炎伴不典型增生者应在日常生活中注意饮食，并尽快治疗相关症状。此外，糜烂性食管炎、巴雷特（Barrett）食管、食管白斑等也是高危因素。

（3）有食管癌、胃癌家族史者：有食管癌、胃癌家族史的人，其患癌风险要比常人高出许多，应定期常规体检，遇到不良症状及早就医。

（4）不良生活习惯者：如抽烟、喝酒的人，或者爱吃腌制品、过烫饮食、烧烤、熏制食物，维生素摄入缺乏的人群易患食管癌，因此生活中应养成良好的饮食习惯。

（5）隐血试验阳性者：原因不明的食管或胃内隐血试验阳性者，其发生食管癌的风险比一般人要高很多，应谨防食管癌的发生。

（6）高危年龄者：＞ 30 岁的人群随着年龄的增长，其发病率明显上升；45 ～ 65 岁的中老年人发病机会最大，是食管癌的高发人群。

（7）食管癌术后者：食管癌常多点发生，其癌灶周围有广泛的上皮细胞增生改变，即癌前期病变。手术后复发的患者，往往不是残留癌灶的复发，而是原发癌旁上皮增生在致癌因素的作用下发生癌变。所以，食管癌手术后的患者也属于高危人群，应当定期检查。

5. 哪些人容易患胃癌

胃癌的好发年龄在50岁以上，近年来，胃癌发病有年轻化趋向，年轻人的不良生活习惯是主要发病原因。我国胃癌多发生于胃部下方，多由幽门螺杆菌感染引起的萎缩性胃炎发展而来，早期胃癌甚至可以通过内镜下切除，达到根治目的，所以要养成定期检查的习惯，及早发现癌变。胃癌的高危人群常见于：

（1）不良饮食习惯者：长期进食高盐、腌制饮食，喜烫食，吸烟，重度饮酒，这些都会对胃黏膜产生损害，烟草里含有的尼古丁会对胃造成伤害，大量饮酒对胃也有伤害。

（2）胃癌高发地区人群：西北地区、东南沿海地区、东北地区都是胃癌高发区。比如福建长乐、河北涉县、河南林州、新疆新源、甘肃武威、四川盐亭、安徽肥西、浙江仙居、山西阳城等。西北地区胃癌高发的原因可能是微量元素缺乏。浙江仙居、天台是胃癌高发区，这两个地区属于内陆地区，有食用腌制食品的习惯，腌制食物含有的高盐、亚硝酸盐都是胃癌的高危因素。

（3）幽门螺杆菌感染者：我国幽门螺杆菌感染率高达60%～70%，而幽门螺杆菌与胃炎、胃溃疡直接相关。

（4）患有胃癌前疾病者：包括慢性萎缩性胃炎、肠化生、异形增生、肥厚型胃炎、溃疡、胃部手术等。

（5）胃癌患者的一级亲属：三代亲属里出现两例及以上胃癌患者的人群，需高度重视自身胃部情况。

6. 哪些人容易患肝癌

在我国，肝癌是第 5 大高发肿瘤和第 2 大癌症死因。肝癌是我们生活中十分常见的恶性肿瘤之一，患病人数众多，并趋于年轻化，大家要引起足够的重视，做好预防措施，以减少肝癌的发生。肝癌的高危人群常见于：

（1）肝炎病毒感染者：肝炎病毒感染是我国肝癌发生最主要的原因。我国是肝炎大国，乙肝、丙肝患者众多，如若不及时治疗以控制疾病的进展，后期可导致肝癌的发生。

（2）肝硬化患者：肝炎—肝硬化—肝癌又被称为“癌变三部曲”，而肝硬化的下一步就是肝癌，尤其是已经被诊断出肝硬化的患者，更应该积极治疗、及早预防。

（3）有肝癌家族史者：肝癌存在家族聚集现象，有肝癌家族史的人患肝癌的概率明显增高。

（4）长期酗酒、长期饮酒者：长期酗酒、长期饮酒者容易得酒精肝，这种基础病也容易发展成肝硬化，甚至肝癌。在德国、西班牙、美国及澳大利亚等国家，饮酒是慢性肝病的重要因素，饮酒与肝癌的危险性增加有关。

（5）长期熬夜、情绪急躁等有不良生活习惯者。

（6）摄入有毒食物或化学物质者：例如进食被黄曲霉菌

污染的谷物、花生等，或接触一些致癌物，都会增加肝癌的发生；或长期进食烟熏食品、腌制食品或烤制食品，也易致肝癌。

7. 哪些人容易患胆囊癌

胆囊癌就是发生在胆囊部位的癌症，这种癌症不像肺癌、肝癌那么常见。国内有报道，胆囊癌患者仅占所有癌症患者的 1% 左右，比较少见。胆囊癌虽然少发，但预后差、发病隐匿。早发现，早诊断、早治疗对胆囊癌的预后有特别重要的意义。胆囊癌的高危人群常见于：

（1）女性：胆囊癌好发于女性，男女发病比例约为 1 ∶ 3。

（2）有胆囊癌家族史者：胆囊癌有一定的遗传倾向。

（3）胆囊结石患者：尤其是多发型或充满型结石患者，结石性胆囊炎的癌变率是非结石性胆囊炎的 29.9 倍，故结石刺激因素在癌变中有重要作用。

（4）胆囊息肉者：多发性胆囊息肉的患者容易癌变。但在人群中 5% 的人会有胆囊息肉样病变，这类人群只有极少数会癌变。

（5）慢性胆囊炎及胆道系统感染者、幽门螺杆菌携带者：这类人群胆囊癌的发病率增加 6 倍。

8. 哪些人容易患胰腺癌

胰腺癌因其起病症状特异性差、发病恶性程度高、病情恶化快、生存率极低等特征，被称为“癌中之王”。胰腺癌的高危人群常见于：

（1）有胰腺癌家族史者，患有家族性腺瘤息肉病者。

（2）中老年者：40 岁以上应当注意暴饮暴食后出现的上腹部非特异性不适。

（3）突发糖尿病者：特别是不典型糖尿病，年龄在 60 岁以上，缺乏家族史，无肥胖，很快形成胰岛素抵抗者。40% 的胰腺癌患者在确诊时伴有糖尿病。

（4）吸烟者：长期吸烟是公认的胰腺癌危险因素，吸烟数量与胰腺癌死亡率呈正相关。

（5）肥胖及不良饮食习惯者：如长期饮酒，高脂肪、高胆固醇、高蛋白饮食，长期大量饮用咖啡等，会刺激胰腺分泌，诱发胰腺炎，且高脂肪、高胆固醇、高蛋白食物会在体内转化成环氧化物，从而诱发胰腺癌。

（6）慢性胰腺炎者：目前有专家认为，慢性胰腺炎在小部分患者中是一个重要的癌前病变，特别是慢性家族性胰腺炎和慢性钙化性胰腺炎。

9. 哪些人容易患大肠癌

大肠癌起病一般比较隐匿，早期往往没有症状或症状不明显，容易被忽视。一旦确诊，大多数患者已到中晚期。所以大肠癌高危人群的早期诊断尤为重要，大肠癌的高危人群常见于：

（1）中老年者：40 岁以上中老年人发生大肠癌的概率会随着年龄的增长而越来越高，50 岁以上人群的发病率达到一个高峰。

（2）有家族肠癌史者：如父母、兄弟姐妹和子女中有一人患大肠癌，本人患大肠癌的危险性明显增加，应于 40 岁开始行结肠镜、粪便潜血筛查。

（3）患有结直肠癌前疾病者：例如结直肠腺瘤、溃疡性结肠炎、克罗恩病、血吸虫病等。其中慢性溃疡性结肠炎患者发生大肠癌的概率比正常人高 6.9 倍。

（4）有盆腔放疗史者：尤其女性生殖器官肿瘤接受盆腔放疗后，直肠癌发病率明显增高。

（5）近期有新发消化道症状者：如便血、黏液便和腹痛，且伴有不明原因的贫血或体重下降的人群。

（6）工作压力大、生活无规律者并伴有长期便秘或排便习惯改变者。

（7）“无肉不欢”和不喜蔬果者：高热量、高蛋白、低纤维素的饮食极易诱发大肠癌。

（8）不良烟酒嗜好者：吸烟者比非吸烟者罹患大肠癌的风险更高。有大肠癌、大肠息肉家族史的人每日摄入酒精超过 30g，将增加罹患大肠癌的风险。

10. 哪些人容易患宫颈癌

人乳头瘤病毒（HPV）感染是宫颈癌的主要危险因素，99% 的宫颈癌和宫颈癌前病变都是由 HPV 感染引起的。而临床统计数据证实，80% 有性生活的女性一生中都感染过 HPV，但大多数 HPV 感染是一过性的，很快就能被自身的免疫力清除。这种一过性的感染一般不会导致宫颈的癌前病变或者癌变。只有持续存在的 HPV 感染，才有可能引起宫颈病变或癌变。宫颈癌的高危人群常见于：

（1）不洁性生活史者：性生活频繁、性生活泛滥导致曾经或者现在患有性传播疾病，都会使女性宫颈癌的发病率显著增加。

（2）低龄性生活者：低于 20 岁（尤其是低于 16 岁）就开始有性生活的女性。

（3）多孕早产、反复流产引产者：过早的阴道分娩与过早开始性生活都会使发育尚不完全成熟的性器官很容易受到各种有害因素的侵扰；多次分娩或者多次人工流产也有类似的破坏作用，这种破坏经长期累积之后，可能导致宫颈癌。

（4）有过宫颈病变或其他妇科疾者：因自身免疫系统缺陷，妇科疾病迁延不愈，也可能成为诱因。

洁身自好、性伴专一、性生活节制和使用避孕套，对防范宫颈癌的发生很有益处。

11. 哪些人容易患子宫内膜癌

子宫内膜癌是最常见的女性生殖系统肿瘤之一，发病率逐年升高，目前仅次于宫颈癌，居女性生殖系统恶性肿瘤的第二位。子宫内膜癌和长期的雌激素刺激脱不了干系，而避开发病高危因素，确实可以降低子宫内膜癌的发生风险。子宫内膜癌的高危人群常见于：

（1）肥胖者：子宫内膜癌“嫌贫爱富”，就爱赖上富态的女性。有研究报道，体重超过正常标准的15%，发生子宫内膜癌的危险性足足增加3倍。肥胖患者往往伴有高胰岛素及高血糖状态，更是让子宫内膜处在一个长期增生的环境，增加了子宫内膜恶变的可能。

（2）多囊卵巢综合征者：多囊的女性往往因为内分泌及代谢异常导致月经不规律，排卵异常，子宫内膜少了孕激素的作用也就失去了周期性的剥脱现象，持续增生，因此容易发生恶变。

（3）绝经晚者：我国女性更年期一般发生在45～55岁，绝经晚可不是“青春常驻”的好事，女性生殖系统的方方面面都讲究“适龄”。当绝经年龄过大，子宫内膜将长期受到无排卵性月经周期的影响，过度增生，大大增加了子宫内膜不典型增生和癌变的风险。

（4）终身未孕者：有研究报道，未孕女性发生子宫内膜癌的风险比生过一个孩子的女性增加 2 ～ 3 倍。而在子宫内膜癌患者中，15% ～ 20% 的患者有不孕史。

（5）长期服用三苯氧胺者：三苯氧胺（他莫昔芬）是乳腺癌的常用药物，一般要使用 5 年。有研究报道，长期服用抗肿瘤药物的乳腺癌患者的子宫内膜癌发生率是其他同龄人的 1.7 ～ 7 倍。这些患者一定要做好盆腔 B 超监测子宫内膜厚度的随访，必要时调整治疗方案。

（6）有子宫内膜癌家族史者：约 20% 的子宫内膜癌患者有家族史，一级亲属患子宫内膜癌的女性发生子宫内膜癌的风险是其他人的 1.5 倍。

12. 哪些人容易患卵巢癌

具有卵巢癌发病高危因素的人群容易患卵巢癌，卵巢癌的高危因素包括：

（1）遗传性因素：遗传性基因突变影响最显著，为先天因素，但可根据家族史提前检测，早期干预。美国演员安吉丽娜·朱莉的祖母和姨母因乳腺癌去世，母亲因卵巢癌去世，她进行基因检测发现 BRCA1 基因突变，从而预防性地切除双侧乳房、卵巢及输卵管。20% ～ 25% 的卵巢癌与遗传性因素有关，其中约 70% 的患者与 BRCA1/2 突变有关：①家族中近亲患有基因相关恶性肿瘤，如乳腺癌、卵巢癌或其他相关癌症。②绝经前患有乳腺癌或男性乳腺癌患者。对于这些高危家族成员建议可从 35 岁开始每 6 个月进行 1 次盆腔检查、经阴道超声检查和肿瘤标记物的检测筛查。必要时可行血液标本的基因检测，如 BRCA1/2 基因检测，我们建议 BRCA1/2 基因突变患者到专科门诊就诊并定期随访或进行预防治疗。

（2）非遗传性因素：非遗传性因素与人体激素水平异常、持续排卵有关，包括绝经年龄晚、不孕、子宫内膜异位症、绝经后激素替代治疗。对于口服避孕药、既往接受过子宫切除、输卵管结扎术的患者，卵巢癌发病率会有所降低，但我们建议患者按照专科医生的指导意见进行治疗，不要自行乱用药物以免导致其他疾病产生。

13. 哪些人容易患恶性黑色素瘤

（1）肢端末梢皮肤良性痣机械性摩擦以及皮肤有慢性炎症者。

（2）肤色较浅者（色素较少），更易受到外界阳光照射的损伤。

（3）身上色素痣较多，超过 50 个者。

（4）长期日晒或遭受紫外线侵害者。

（5）家中有黑色素瘤病史者。

（6）儿童时期曾被日光损伤者。

14. 哪些人容易患白血病

白血病是一种造血系统的克隆性恶性肿瘤，发病原因包括遗传因素及环境因素，患者多见于儿童，13 岁以下为高发人群。具有白血病高危发病因素的人群容易患白血病，白血病的高危因素包括：

（1）遗传因素：患者固有染色体、基因本身存在缺陷，或自身免疫系统异常患者（如长期使用免疫制剂的患者）较普通人群更易发生白血病。

（2）非遗传因素：①接触有毒有害物质：长期接触苯、甲醛等装修有毒物质，可能导致干细胞突变。②长期辐射照射：从事放射工作的人员未做好防护或部分患者长期接受放、化疗可引起骨髓造血系统功能异常、损伤干细胞，从而引起白血病的发生，我们建议长期放、化疗患者门诊随访动态监测血常规等指标以早期预防。③成人 T 细胞白血病、淋巴瘤病毒等病毒感染，与某些白血病的类型密切相关。

此外，本身患有某些血液病如骨髓瘤、淋巴瘤等疾病，以及心情长期抑郁、长期吸烟等人群较普通人患白血病的风险高。有些患者可能担心白细胞计数下降是白血病的早期表现，实际上白细胞计数下降可能与病毒感染或自身免疫力下降有关，在这里我们建议患者先门诊动态复查血常规，如还存在不明原因发热、感染、出血、淋巴结和脾脏肿大等异常临床表现，建议血液科专科门诊就诊明确病因。

15. 哪些人容易患淋巴瘤

淋巴瘤是指原发于淋巴结或淋巴组织的恶性肿瘤，有淋巴细胞和（或）组织细胞的大量增生浸润。淋巴瘤发病可能和基因突变、病毒及其他病原体感染、放射线、化学药物，合并自身免疫病等有关。具有淋巴瘤发病高危因素的人群容易生淋巴瘤，淋巴瘤的高危因素包括：

（1）遗传因素：一级家属如父母、子女以及兄弟姐妹患有淋巴瘤的人群患病风险较普通人高。

（2）非遗传因素：①感染：多与病毒感染相关，如EB病毒、HIV病毒、人疱疹病毒，部分患者感染幽门螺杆菌可增加淋巴瘤的发病率。②职业：长期辐射照射，如肿瘤患者接受放射治疗或放射科工作从事者；长期接触有机农药、杀虫剂、染发剂等有害有毒物质。③免疫功能异常：患系统性红斑狼疮、干燥综合征等免疫功能缺陷性疾病的患者或需长期使用免疫抑制剂患者，其淋巴瘤发病率较普通人群高。

16. 哪些人容易患骨髓瘤

具有骨髓瘤发病高危因素的人群容易生骨髓瘤，骨髓瘤的高危因素包括：

（1）遗传因素：与基因突变有关，一级家属患有骨髓瘤的人群发病风险更高。

（2）非遗传因素：①辐射照射：日本原子弹爆炸后的幸存者，其骨髓瘤的发病率与死亡率均有增加，可能的病因与接触高剂量电离辐射有关。②接触有毒有害物质：长期接触工、农业等刺激性有毒有害物质，或存在慢性感染。骨髓瘤可继发于慢性骨髓炎、肾盂肾炎、结核病、慢性肝炎等疾病。③自身免疫性疾病：存在自身免疫疾病的患者，因为长期慢性感染可表现为淋巴－网状系统增生、自身免疫反应及高丙种球蛋白血症而诱导骨髓瘤的发生。

第四节　恶性肿瘤的早期信号

1. 出现什么症状时需要警惕恶性肿瘤

早期恶性肿瘤症状多不明显，我们建议具有高危症状的患者定期体检，必要时进行恶性肿瘤筛查，病情稳定的患者也需门诊定期随访治疗，以下列举几大恶性肿瘤可能出现的临床症状：

（1）肺癌：长期吸烟患者无诱因出现阵发性呛咳、痰中带血丝、胸痛、低热、乏力等症状，我们建议门诊就诊，必要时完善高分辨率胸部 CT 等检查。

（2）肝癌：慢性乙型病毒性肝炎、长期酗酒所致肝硬化晚期患者出现腹腔积液增加、黄疸（眼黄、身黄、尿黄）、血糖水平长期波动，我们建议门诊就诊，必要时完善全腹增强 CT 或肝脏增强 MR 等检查。

（3）食管癌：存在长期咽喉不适、咽喉异物感、进行性吞咽困难、呛咳、进食刺激性食物时胸骨后刺痛感，我们建议门诊就诊，必要时完善胃镜、高分辨率胸部 CT 等检查。

（4）大肠癌：出现排便习惯改变（长期便血或脓血便、排便次数增多、稀便、稀便与便秘交替出现），大便形状改变（大便变细），我们建议门诊就诊，必要时完善全腹 CT、肠镜等检查。

（5）鼻咽癌：存在鼻咽部长期异物感、鼻流脓涕、鼻涕带血或鼻出血、鼻周疼痛，建议门诊就诊，必要时完善鼻内镜、鼻咽部 MR 等检查。

（6）宫颈癌：月经不规律、白带性状改变（异味明显、量多）、阴道不规则出血等，我们建议门诊就诊，必要时进行组织活检。

（7）乳腺癌：有乳房无痛性边界不清肿块、肿块日渐增大，甚至乳头溢液、乳头凹陷、乳房橘皮样改变、腋窝下可触及肿块，我们建议门诊就诊，必要时完善乳腺 B 超、乳腺 DR 等检查。

2. 长期慢性炎症与癌症的关系

从临床诊断角度来看，炎症分为急性和慢性两种。急性炎症，一般来说治疗及时，转归良好。而慢性炎症，治疗不积极或治疗不当，不易治愈，反而会长期存在，而其中的小部分炎症组织在长期的刺激下可能转化成癌。大量研究表明，大约 20% 的癌症患者长期受自身慢性炎症刺激，80% 的癌症患者虽然没有慢性炎症疾病的患病史，但可以在其癌症组织内找到炎性细胞浸润。以病毒性肝炎举例，患者在感染初始多是急性起病的表现，这时尽早配合治疗可痊愈。但如果拖延或治疗不当，或患者自身存在免疫缺陷等，会转变成慢性炎症。这些慢性炎症会使细胞、组织发生改变，如果长期得不到有效治疗，就会发展成肝硬化，严重则转为肝癌。常见的慢性炎症多与某些病毒、微生物感染有关。比如，幽门螺杆菌会造成胃部的慢性感染，不加干预可能演化成胃癌；HPV 病毒感染会带来宫颈癌的发病风险；EB 病毒引发的慢性炎症，也是鼻咽癌的高危因素；肠道菌群失调引起肠道炎症性的改变，也可能带来癌变风险。

3. 癌前病变与癌症的关系

“谈癌色变”一词可以说毫不夸张，人们恐惧一切与癌有关的字眼，比如被诊断出癌前病变，不少患者以为自己真的得癌了。癌前病变是癌吗？我们可以明确告诉你，癌前病变不是癌，并且，癌前病变被发现时是阻止癌症发生的治疗时机。

癌前病变处于“似是而非”的阶段，既可能是癌，也可能不是癌。它有恶变的倾向，但并非所有癌前病变都会发展为癌，大部分长期稳定，甚至会消退复原。此时，如能给予及时正确的治疗，绝大多数可以防止癌症的发生；如果不加干预，则有可能进展为癌。

4. 哪些病属于癌前病变

癌前病变，指有可能转变为高癌症风险的良性疾病。癌前病变可以是获得性的，也可以是遗传性的。获得性癌前病变，可能与某些生活习惯、感染性疾病或一些慢性炎性疾病有关；遗传性癌前病变与患者自身的一些染色体和基因异常有关，这使他们比其他人患恶性肿瘤疾病的概率大大增加。

体检发现癌前病变，如果你依然漠不关心，那么随着时间的推移，是很有可能转为癌症的。那么，究竟哪些癌前病变应该引起重视？

（1）皮肤和黏膜的白斑：黏膜白斑是一种上皮异常增生的癌前病变，一般发生在口腔、消化道、阴道等组织黏膜。病变初期可见白色烟雾状黏膜，触摸光滑，而后发展成粗糙砂粒感，最后会出现溃疡。虽然黏膜白斑最终恶变的概率只有4%左右，但白斑本身会带来许多不适感，我们建议积极治疗。

（2）交界痣：指黑色或者褐色的斑疹，在皮肤上稍微有隆起，呈圆形，边界多数比较清楚。交界痣可出现在身体的任何部位，尤其是掌跖和外生殖器的位置。交界痣具有癌变潜质，在某些因素作用下，很可能会发展为癌，也就是我们常说的黑色素瘤。

（3）经久不愈的溃疡：胃溃疡的发生率很高，跟不良的饮食习惯相关。患有胃溃疡的患者，胃部多受幽门螺杆菌反复感染、食物和环境中的一些致癌物反复刺激，导致慢性胃溃疡反复，溃疡的边缘黏膜出现不典型增生、肠上皮化生甚至发生癌变。

（4）Barrett 食管：指食管下段的鳞状上皮被柱状上皮覆盖。Barrett 食管与反流性食管炎有一定的相关性，不加以治疗，其大概率会发展为食管癌。

（5）慢性萎缩性胃炎：属于慢性胃炎的一种，是胃癌的癌前病变之一。发现慢性萎缩性胃炎，一定要积极治疗，定期检查，预防胃癌的形成。

（6）多发性腺瘤样息肉：与家族遗传有关，多发于胃肠道黏膜，以结肠内多见。病变表现为胃肠道黏膜出现多达数百个大小不等的有蒂或无蒂的息肉。一旦发现要及时将息肉切除，避免发展为胃癌、肠癌等消化道癌症。

（7）子宫颈炎症、不典型增生：慢性炎症长期刺激，造成宫颈破损而感染细菌、病毒；发生在子宫颈的鳞状上皮出现不正常的增生。若合并 HPV 感染时，更容易导致宫颈癌。宫颈上皮细胞在 HPV 持续感染后，可从发生非典型增生转变为癌变，这个时间可长达 10 年或更长时间。

（8）乳腺囊性增生：由激素分泌异常引起，常发生在一侧乳腺，乳腺小叶小导管及末端导管高度扩张形成囊肿，并伴有隐痛、刺痛、胸背痛和上肢痛。少数患者还伴有乳头溢液，如果溢液为浆液血性，往往标志着有乳管内乳头状瘤。一般将乳腺组织非典型增生、导管内乳头状瘤及乳腺囊性增生视为乳腺癌的癌前病变。

当然，临床上还有其他类型的癌前病变，体检发现时医生大多会给予相应的治疗指导。大多数癌前病变并没有特殊症状，只是体检的时候意外发现，癌前病变不等于癌症，所以发现时不用过于担心，癌前病变属于良性病变，及时治疗后它的转归是好的。

5. 癌前病变的中医药处理

癌前病变指在不治疗的情况下，有可能进展为癌症的一类疾病。但并不是所有的癌前病变都会进展为癌症。中医可以通过辨证论治、病证结合、综合分析患者的当前情况，针对性地予以清热解毒、活血化瘀、化痰祛湿、扶正祛邪等治法，提高自身免疫力，改善机体内环境，控制癌前病变进展，防止癌症发生。

6. 长期烂牙齿会癌变吗

龋齿和牙周病是口腔中的最常见的两大疾病。龋齿是年轻人群牙齿缺失的常见病因，而牙周疾病是年老人群牙齿缺失的常见病因。多项研究表明，牙周病使整体肿瘤发病风险显著增加。无论是非吸烟者还是吸烟者，非饮酒者还是饮酒者，非饮茶者还是饮茶者，不良口腔卫生状况均可增加其口腔癌的发病风险。口腔卫生对口腔癌的发病有一定影响，尤其在吸烟、饮酒者中风险更大，同时在口腔癌的不同部位中，不良口腔卫生状况可以增加舌癌的发病风险。牙齿缺失数（≥5颗）、佩戴假牙及戴假牙年限（≥10年）、复发性口腔溃疡和使用漱口水均可显著增加口腔癌的发病风险。因此长期烂牙齿会使发生癌症的概率增加。

7. 口腔黏膜白斑会癌变吗

口腔黏膜白斑是口腔黏膜病损之一，是临床诊疗过程中较为棘手的一种口腔黏膜疾病，表现为口腔黏膜白色斑块或斑片，它不能被擦掉，不能被诊断为其他白色病损。口腔黏膜白斑是癌前病变，有一定的恶变率；其病理表现为鳞状上皮增生，病变过程为从增生到异常增生，再到原位癌，直至侵袭性恶性肿瘤。其症状主要为患者通过舌舔自觉病变处粗糙木涩，较周围黏膜硬。对于该病最重要的就是对白斑恶变的早发现、早治疗。

8. 声带息肉会癌变吗

普通的声带息肉是不会癌变的，但是有几种特殊情况有癌变的可能。如声带白斑，病理检查是不典型增生，即表面有一定的增生，有一定的恶变率；还有鱼腹状的声带息肉，有一定的恶变率。通常声带息肉的恶变率很低，内镜检查能够进行一定程度的诊断。如果有恶变可能，需要追踪、复查，还可能需要做病理检查。如果是原位癌或者是高级别的瘤变，即中重度以上的不典型增生，需要手术切除，而且要定期复查。

9. 胃息肉会癌变吗

胃息肉是常见的胃疾病，胃镜检查的发现率约 6 %，病理类型主要包括胃底腺息肉、增生性息肉和腺瘤性息肉，其中，增生性息肉和腺瘤性息肉具有潜在的癌变风险。

（1）胃底腺息肉：这种息肉一般是良性的，数目相对较多，不需要特殊处理，在息肉非常大的情况下才需要处理。

（2）增生性息肉：增生性息肉与胃幽门螺杆菌感染有关，幽门螺杆菌感染引起胃炎以后会导致腺体增生。这种增生性息肉有一定的癌变率，但不到 1%，对于多数增生性息肉如个体比较大，建议内镜下进行切除。

（3）腺瘤性息肉：腺瘤性息肉是癌前病变，目前我们认为只要看到腺瘤性息肉，不论大小都建议切除治疗。

10. 胆囊息肉会癌变吗

胆囊息肉是从胆囊壁向腔内突出、非结石性隆起物的统称。全世界成人胆囊息肉的患病率为 0.3% ～ 12.3%，其中约 5% 具有恶性潜能或是恶性的。

胆囊息肉按病理性质分为非肿瘤性息肉（即假性息肉，包括胆固醇性息肉、炎性息肉、胆囊腺肌症等）和肿瘤性息肉（即真性息肉，包括早期胆囊癌、腺瘤、平滑肌瘤、脂肪瘤、血管瘤和神经纤维瘤等）。对于预测倾向为肿瘤性息肉的患者，建议积极手术。对于预测倾向为胆固醇性息肉等非肿瘤性息肉的患者，可密切随访，因息肉有可能缩小或消失。如发现息肉过快生长，应立刻手术治疗。过快生长的标准为6个月超声复查，息肉直径增大＞3mm。欧洲指南的标准是连续2次超声复查息肉直径增大≥2mm。

11. 长期慢性胆囊炎会癌变吗

慢性胆囊炎有可能癌变。慢性胆囊炎会引起囊壁结节状增厚，腺上皮增生、异型，最后导致壁肥厚型腺癌。如果慢性胆囊炎合并有胆囊结石，结石或者慢性炎症长期刺激会导致胆囊癌变。胆囊结石导致胆囊癌的发病过程可能是胆结石刺激胆囊黏膜导致黏膜创伤，影响胆囊的机械收缩排空功能，反复的胆囊慢性炎症与长时间的微生物感染导致黏膜化生，继而发生不典型增生、原位癌，最后发展为恶性病变。其中感染是重要的危险因素。

12. 结肠息肉会癌变吗

结肠息肉属于结肠黏膜隆起性良性病变。结肠息肉有单发、多发之分，病变多出现在直肠或乙状结肠部位。结肠息肉按病理类型可分为腺瘤性息肉、炎性息肉、错构瘤性息肉等，其中腺瘤性息肉又有管状腺瘤、绒毛状腺瘤等不同分类。相关研究指出，腺瘤性息肉与结肠癌之间存在着十分密切的关系，有超过50%的结肠癌来自腺瘤癌变。

结肠息肉、结肠癌的患者以中老年人居多，这与结肠息肉的癌变历程有关，通常由结肠息肉到结肠癌会历时10年以上；年龄≥60岁的结肠息肉患者易同时出现腺瘤伴不典型增生及多发性息肉，增加了其患癌的风险。我们认为，息肉直径超过2cm，其癌变率将会达到10%左右，提示应尽早明确诊断并将之切除，以降低癌变风险。

13. HPV阳性就是宫颈癌吗

HPV阳性不一定就是宫颈癌。HPV感染是引起宫颈病变的重要因素，对其发生发展均具有关键意义，但不同HPV亚型的致病性也存在较大差异，其中HPV16、HPV18等高危型HPV是诱发宫颈癌前病变的重要原因，而HPV6、HPV11等低危型HPV则与宫颈良性病变的发生密切相关。

通常情况下，由HPV感染发展至浸润性宫颈癌需20～30年，其过程可分为3个阶段，即潜伏感染期、亚临床感染期与临床症状期，属于量变到质变、渐变到突变的发病进程。据统计，约80%的女性在一生中曾感染过HPV，但仅2%～3%最终患宫颈癌。此外，宫颈癌的发生多存在一系列前驱病变过程，以宫颈上皮内瘤变最为常见，依据其严重程度可分为宫颈上皮内轻度瘤变（CIN Ⅰ）、宫颈上皮内中度瘤变（CIN Ⅱ）、宫颈上皮内高度瘤变（CIN Ⅲ）。宫颈癌确切的诊断依据是组织学诊断，即取病变的组织做活检。

14. EB 病毒阳性与恶性肿瘤的关系

EB 病毒又称人类疱疹病毒 4 型，目前普遍认为 EB 病毒是一种可以诱发癌症的病毒，主要感染 2 种细胞，B 细胞和上皮细胞。如果感染的是 B 细胞，可引起传染性单核细胞增多症和淋巴瘤；如果感染的是上皮细胞，可引起鼻咽癌和胃癌等恶性肿瘤。

（1）鼻咽癌与 EB 病毒：EB 病毒是导致鼻咽癌发生的一种高危因素。在鼻咽癌患者中，病毒抗体的表达量比正常人或鼻炎患者都高。鼻咽癌发病位置比较隐蔽，所以早期并不容易被发现，患者会有清晨回吸性血涕、耳闷、耳鸣、头痛、长时间鼻塞、面麻、复视等症状，也容易被忽视，需要提高警惕。

（2）淋巴瘤与 EB 病毒：淋巴瘤是起源于淋巴造血系统的一类肿瘤，其中伯基特淋巴瘤（Burkitt lymphoma）是最早被证实与 EB 病毒感染相关的淋巴瘤。EB 病毒慢性感染是淋巴瘤的高危因素。因此，对于 EB 病毒感染者来说，如果出现反复的发热、肝脾肿大、淋巴结肿大以及皮疹的情况，需要警惕淋巴瘤的可能。

（3）胃癌与 EB 病毒：胃癌是一种发病率非常高的肿瘤，近年来不断有研究证实，EB 病毒存在于胃癌细胞中，EB 病毒相关胃癌也逐渐被人们了解。与EB病毒有关的胃癌的病理类型主要是未分化或低分化病理类型的胃癌。胃癌的早期症状同样不典型，常见比如胃疼、腹胀、嗳气等，甚至没有异常症状。一般来说，超过40岁，或伴有慢性胃肠疾病者应定期做胃镜检查，可早期发现胃癌。

15. 甲状腺结节与甲状腺癌的关系

甲状腺结节分为良性结节和恶性结节。良性结节包括结节性甲状腺肿、甲状腺腺瘤（包括甲状腺高功能腺瘤和甲状腺腺瘤）、甲状腺囊性病变以及结节合并慢性淋巴细胞性甲状腺炎；恶性甲状腺结节即甲状腺癌，可分为分化型甲状腺癌、甲状腺髓样癌、未分化型甲状腺癌。

甲状腺结节在临床上可表现为声嘶、颈前不适、吞咽困难等，但多数患者没有特异的临床症状。目前甲状腺结节的诊断及鉴别主要靠触诊、甲状腺超声、CT、磁共振成像、细针穿刺活检、血清学实验室检查等手段。其中，甲状腺超声是筛查甲状腺结节最常用的诊断方法，能较准确地判断结节的良恶性，但由于部分恶性结节的超声表现不典型或部分良性结节的超声表现也可能有恶性征象，其准确率比较依赖于医师的经验。

16. 发现甲状腺结节怎么办

发现甲状腺结节，首先要明确其性质，不同类型的甲状腺结节处理办法不同。

（1）甲状腺良性结节：①随访观察：随访观察是主要方法，需定期监测。②手术治疗：下述情况可以考虑手术治疗。出现与结节明显相关的局部压迫症状，例如声音嘶哑、吞咽或呼吸困难等；结节进行性生长，临床考虑有恶变倾向；肿物位于胸骨后或纵隔内；合并甲状腺功能亢进症且内科治疗无效；甲状腺自主性高功能腺瘤和毒性多结节性甲状腺肿。③左甲状腺素治疗：用于合并甲状腺功能减退症的患者。④ ^{131}I 治疗：用于毒性甲状腺腺瘤或毒性多结节性甲状腺肿的患者。⑤消融治疗：用于甲状腺良性结节进行性增大，或有压迫症状，或影响外观，或思虑过重影响正常生活，且不同意接受手术的患者。

（2）甲状腺恶性结节：①手术治疗：手术治疗是目前最主要的治疗方法。②积极监测：肿瘤直径＜ 10mm，无局部侵袭，无颈部淋巴结转移，病理为非侵袭性亚型，年龄＞ 60 岁，依从性好的甲状腺低危、微小癌患者。须监测甲状腺结节大小的变化，结节增长直径＞ 3mm 视为生长迅速，需要再次评估决定继续监测或者手术治疗。③ ^{131}I 治疗：分为清除甲状腺残余组织（简称清甲）治疗、辅助治疗和清灶治疗。根据治疗目的、肿瘤分期、术后血清学及影像学结果综合分析，确定不同的治疗方法。④靶向治疗：用于甲状腺癌复发转移且对 ^{131}I 抵抗的患者。根据基因检测结果选择不同的分子靶向药物。

（3）性质未确定结节：①甲状腺细胞病理学 Bethesda Ⅰ、Ⅴ类报告为意义不明的非典型细胞 / 意义不明的滤泡性病变的结节，根据临床危险因素、超声特征进行随访观察或诊断性手术切除。②甲状腺细胞病理学 Bethesda Ⅲ、Ⅳ类报告为滤泡性肿瘤 / 可疑滤泡性肿瘤的结节，恶性风险高者考虑手术，风险低者可以选择观察。

17. 甲状腺结节 TI-RADS 分类的临床意义

2011 年，Horvath 和 Park 首先提出甲状腺影像报告与数据系统（thyroid imaging reporting and data system，TI–RADS），根据超声图像特征将甲状腺结节恶性风险分为 6 个等级并用来指导良恶性甲状腺疾病的诊断和治疗。TI–RADS 分类诊断是基于对结节恶性风险率的预测，也是受到多数超声医师和临床医师所认同和推荐的诊断标准。主要分为以下几类。

1 类：超声回声正常，没有结节，良性。

2 类：具有典型良性征象，良性病变，恶性风险为 0。

3 类：可能为良性病变，介于 2 类与 4 类之间，不具有典型良性征象及恶性征象，恶性风险＜ 5%。

4a 类：恶性风险为 5% ～ 10%，具有一种恶性征象，临床建议首选 3 个月间隔随访，次选细针穿刺活检。若活检结果为阴性，继续短期随访。

4b 类：恶性风险为 10% ～ 50%，具有 2 种恶性征象，临床首选穿刺活检。若活检结果为阴性，可短期间隔重复穿刺或考虑手术治疗。

4c 类：恶性风险为 50% ～ 85%，具有 3 种或 4 种恶性征象，临床建议首选外科手术治疗，次选细针穿刺活检后手术治疗。

5 类：恶性风险为 85% ～ 100%，超过 4 种恶性征象，临床建议立即外科手术治疗。

6 类：病理证实为恶性结节，临床建议立即外科手术治疗。

18. 肺结节与肺癌的关系

首先明确肺结节不等于肺癌或者早期肺癌。肺结节根据结节个数可分为孤立性和多发性肺结节（两个及以上并存）；根据密度不同，可分为实性结节、混合磨玻璃结节和纯磨玻璃结节；根据病理改变不同，可分为不典型腺瘤样增生、原位腺癌、微浸润腺癌和浸润性腺癌，其中不典型腺瘤样增生和原位腺癌统称为浸润前病变，有变成癌症的可能。

19. 发现肺结节怎么办

（1）针对＜ 5mm 的肺小结节，需要结合有无高危因素（老年男性、吸烟、肿瘤家族史等），无高危因素可不随访，若存在有高危因素建议年度复查胸部 CT。

（2）针对 5 ～ 10mm 的肺小结节，医生会根据结节的部位、大小、形态、密度，有无毛刺、分叶和胸膜牵拉，是否有引流支气管、血管征及空泡征等综合判断肺结节的危险程度，并根据肺结节是低危还是高危，结合患者有无高危因素等，最终决定复查的间隔时间，因此一定要在医生专业的指导下进行密切随访。

（3）针对≥ 10mm 的肺结节，则应该尽早诊治，如果不能确诊，建议进行肺结节多学科会诊。

肺结节的定期复查随访非常重要，一旦肺部小结节有增大趋势或者磨玻璃阴影开始有实性成分，我们需要考虑进行临床干预。需要关注的是，虽然胸部 CT 在肺结节性质判断中是最有效的检查方法，但影像诊断的准确性无法达到 100%。目前的确存在有些肺结节，胸部 CT 诊断是原位癌，而最终病理诊断是微浸润腺癌的情况。因此，考虑何时手术，要根据结节大小变化、实性成分比例的变化以及患者的需求等综合分析后决定。

关于手术前是否需要病理活检的问题，若考虑肺结节的恶性概率高，且患者的状态能够耐受手术，患者可选择直接通过手术明确诊断并同步进行根治性切除。对于那些怀疑是早期肺癌的肺结节，不仅可以通过手术切除达到根治的目的，还可以通过手术病理来明确肺结节的性质。当然，若肺结节的性质判定不确切，或者考虑肺结节的恶性概率为低度和中度，且肺结节的穿刺风险可控，这种情况下也可考虑术前穿刺活检，但需要结合患者的具体情况进行综合分析后决定。

需要特别关注的是，肺结节的随访建议在同一就诊医院进行，切勿随意更换医院就诊。因为肺结节大小对比是需要把近几次复查的影像结果进行仔细对比，如果患者只拿着外院报告或者胶片就诊，会影响医生对结节性质的判断。

20. 发现肺微小、多发、实性结节，需要治疗吗

若发现肺微小、多发、实性结节，建议先到专科医院，请专家评估结节的良、恶性。若评估结果为良性，则需随诊观察；如果有肿瘤病史，需仔细鉴别是否为转移瘤，必要时行 PET-CT 或穿刺明确病理。同时，发挥中医药力量，进行中医药治疗。

21. 乳腺结节与乳腺癌的关系

乳腺结节是指可触及或辅助检查（如钼靶 X 线、超声、磁共振等）发现的乳腺肿物。乳腺结节只是检查发现的一个体征，而非疾病的确切诊断。乳腺结节分为良性结节和恶性结节，其中乳腺癌约占乳腺结节的 20%。发现乳腺结节，且 BI-RADS 分类在 4 类以上的，经过穿刺活检得到病理结果后方能确定是否为乳腺癌。

22. 发现乳腺结节怎么办

首先不要慌，其次仔细阅读检查报告。若是 BI-RADS 分

类在1～3类的结节，是乳腺癌的可能性极低，定期复查即可。2类结节建议6～12个月定期复查，3类结节建议3～6个月定期复查。

若是BI-RADS分类为4类及以上的结节，就要引起重视了，恶性的可能性较高，但不意味着确诊乳腺癌，建议患者去医院乳腺科或肿瘤科就诊，通过穿刺检查来诊断是否为乳腺癌。

若结节长径＞2cm，或结节增长较快，或结节边界不清，可见大量血流或结节中间伴有可疑钙化灶，或准备怀孕，或处于孕期、哺乳期的患者需尽快手术治疗。

23. 乳腺结节BI-RADS分类的临床意义

BI-RADS是美国放射协会制订的基于影像学检查资料对病灶进行分类的影像报告和数据，目前广泛应用于乳腺占位性病变的诊断。

BI-RADS评估主要分为0～6类：

0类：评估未完成，建议结合其他影像学检查评估。

1类：未见明显异常，恶性可能基本为0，建议定期常规乳腺筛查。

2类：发现良性结节，恶性可能基本为0，建议年度常规乳腺筛查。

3类：提示良性可能，恶性可能≤3%，建议每6个月定期复查，12个月后若病灶稳定，可延长复查时间，若复查时发现病灶变大，建议穿刺活检。

4类：提示恶性可能，恶性可能为4%～90%，应行组织活检鉴别性质。4类又分为三个亚型：①4a类：表示低度可疑恶性，恶性可能为4%～10%，活检结果提示非恶性后仍需常规随访3～6个月。②4b类：中度可疑恶性，恶性可能为11%～50%，该类病灶需紧密联系影像学检查和病理结果。③4c类：高度可疑恶性，但并未到达5类的典型症状，恶性可能为51%～90%。

5类：提示高度恶性，恶性可能≥91%，应在分级后即行组织活检同时考虑治疗方案。

6类：活体组织检查证实为恶性病变，应立即制订适宜的治疗方案。

BI-RADS分类可作为乳腺癌诊断的参考指标之一，但乳腺癌的确诊仍需结合患者病史及其他检查结果。

24. 肿瘤指标的常见意义

有些患者看见肿瘤标记物升高就担心自己患有恶性肿瘤，我们建议肿瘤标记物升高的患者于门诊咨询专科医生，结合临床症状及其他检查结果排查恶性肿瘤，同时肿瘤标记物升高并非100%提示患者患有恶性肿瘤，患者患有其他良性疾病也可以使肿瘤标记物升高。

（1）癌胚抗原（CEA）：CEA为最广谱的肿瘤指标，升高多见于消化道肿瘤，如结直肠癌、胃癌、胰腺癌，还可见于乳腺癌、卵巢癌、宫颈癌等。然而，肝硬化、直肠息肉、结肠炎等良性病或慢性炎症也会导致CEA升高，胸水、腹水、消化液、分泌物中的CEA也可以升高。

（2）甲胎蛋白（AFP）：AFP升高可见于肝脏损伤，如病毒性肝炎、肝硬化患者，但大多不会超过400ng/mL。AFP明显升高主要与原发性肝癌相关，除肝癌外，畸胎瘤、睾丸癌、卵巢癌等生殖系统恶性肿瘤患者的AFP也会升高。妊娠妇女AFP也可于妊娠3个月后升高，7～8个月时达到最高峰，在分娩3周后可恢复正常水平。

（3）糖类抗原125（CA125）：CA125升高与卵巢癌、宫颈癌、乳腺癌等妇科肿瘤密切有关，CA125可以作为判断卵巢癌患者预后结果和复发转移的生物标志物。卵巢癌患者治疗有效时，CA125多较前下降，复发转移则CA125逐渐升高。CA125升高还可见于子宫腺肌症、子宫内膜异位等疾病，我们建议患者结合其他化验、检查结果排除卵巢癌。

（4）糖类抗原15–3（CA15–3）：CA15–3升高可见于乳腺癌，早期乳腺癌患者的CA15–3敏感性低，约为30%；晚期乳腺癌患者的CA15–3敏感性高达80%。CA15–3升高还可见于盆腔炎、阴道炎等慢性炎症。

（5）糖类抗原19–9（CA19–9）：CA19–9也常见于消化

系统恶性肿瘤，主要见于胰腺癌、胆囊癌、胆管壶腹癌等，尤其是胰腺癌患者，在晚期患者中的阳性率可高达 75%。同时，CA19–9 的升高也可见于消化系统炎症相关疾病，如急性胰腺炎、胆囊炎、胆汁淤积，我们建议 CA19–9 明显升高患者在排除炎症疾病后完善全腹 CT 等检查。

（6）糖类抗原 242（CA242）：CA242 在胰腺癌、胆管癌中灵敏度与 CA19–9 相仿，特异性优于 CA19–9，也可以见于胰腺炎、肝炎、胆囊炎等非肿瘤疾病。同时 CA242 可辅助诊断结直肠癌，在结直肠癌患者中灵敏度可达 60% ～ 72%。

（7）前列腺特异抗原（PSA）：前列腺癌患者特异性指标，阳性率可高达 50% ～ 80%，PSA ＞ 10ng/mL 的人群需完善前列腺 B 超或前列腺 MR 等检查排除前列腺癌。我们建议恶性肿瘤高危人群行前列腺穿刺活检明确组织病理。PSA 升高还可见于前列腺增生、前列腺炎等良性疾病。

（8）糖类抗原 50（CA50）：CA50 的正常范围为小于 2000U/L。CA50 升高可见于胃、结肠、直肠、肝、胰腺等消化系统肿瘤，也可见于肺、乳腺、胆囊、肾、子宫、卵巢、前列腺癌等。此外，CA50 升高与感染性疾病及自身免疫系统疾病相关，在一些感染性疾病如肺炎、胰腺炎、结肠炎或自身免疫性疾病如溃疡性结肠炎中，CA50 也会有所升高。

（9）糖类抗原 724（CA72–4）：CA72–4 联合 CEA、CA50 辅助诊断胃癌的特异性更高，单纯 CA72–4 升高在胃癌中的特异性为 65% ～ 70%。在其他消化系统肿瘤如结直肠癌、肝癌、胰腺癌中，CA72–4 也可升高。同样，慢性消化道炎症如慢性胃炎、慢性胆囊炎或慢性胰腺炎等患者也可见 CA72–4 升高。

（10）神经特异性烯醇化酶（NSE）：NSE 在小细胞肺癌中最敏感且最特异，另外可辅助诊断如嗜铬细胞瘤、甲状腺髓样癌、胰岛细胞瘤等神经内分泌肿瘤。需要注意的是，NSE 非常不稳定，溶血会导致其含量升高。

（11）细胞角质素片段抗原 21–1（CYFRA21–1）：血清 CYFRA21–1 浓度＞ 30ng/mL 且胸部 CT 可见边界不清、磨玻璃影患者需高度怀疑肺癌，我们建议这类患者完善胸部增强 CT，肺穿刺活检或支气管镜活检等明确组织病理。CYFRA21–1 还可作为判断肺癌预后的生物标记物，它在肺癌中的敏感度由大到小分别是鳞癌＞腺癌＞大细胞癌＞小细胞癌。CYFRA21–1 在其他恶性肿瘤如乳腺癌、卵巢癌或良性疾病（肝病、慢性肾衰竭）中也会升高。

（12）组织多肽抗原（TPA）：TPA 辅助诊断肺癌的阳性率约为 61%，敏感性与 CYFRA21–1 相仿，TPA 与细胞增殖、分化和肿瘤浸润程度相关。在胰腺炎、肝炎等炎症性疾病或妊娠后 3 个月均可见 TPA 升高，我们建议患者动态复查肿瘤指标，必要时完善恶性肿瘤筛查。

（13）鳞状上皮癌抗原（SCCA）：多用于辅助诊断富含

鳞状上皮细胞组织，如肺癌（鳞癌）、食管癌、宫颈癌等，SCCA 升高也可见于皮肤病（如银屑病等），肝炎、肝硬化等良性疾病中也可见 SCCA 升高。

（14）人附睾分泌蛋白 4（HE4）：HE4 是一种新型且具有 90% 以上特异性的卵巢癌相关肿瘤指标，来源于卵巢上皮肿瘤，HE4 灵敏度较 CA125 更高，敏感性可高达 70% 以上，在早期卵巢癌 CA125 未升高的患者中 HE4 可见升高。HE4 联合 CA125 可最大化辅助诊断卵巢癌，HE4 同样可以作为判断卵巢癌预后效果及是否复发转移的生物标志物。

（15）游离人绒毛膜促性腺激素 β 亚单位（Free-HCGβ）：Free-HCGβ 是由滋养细胞分泌的血清标志物。Free-HCGβ 升高，需排除生殖细胞癌。妇女妊娠时 HCG 升高，若产前或唐氏筛查 Free-HCGβG 升高，则提示胎儿可能存在异常。若 Free-HCGβ 和 AFP 升高，且肝脏上有包块时则需高度怀疑原发性肝癌。此外，Free-HCGβG 升高还需排除消化道恶性肿瘤。

（16）铁蛋白（Ft）：Ft 升高仅做参考。可见于：①输血、补充铁剂等外源性升高血清铁蛋白的治疗。②红细胞破裂，见于溶血性贫血、再生障碍性贫血等血液疾病导致的铁利用或释放异常。③肝细胞炎症、受损或组织坏死等使原先储存于肝细胞的铁蛋白释放入血，其他感染性疾病等也会出现 Ft 升高的现象。④恶性肿瘤等高消耗细胞合成和释放铁蛋白增加。Ft 下降则可见于缺铁性贫血、低蛋白血症等患者。

25. 体检发现肿瘤指标升高后怎么办

肿瘤指标升高可能与自身炎症或恶性肿瘤相关。我们建议，患者若发现指标升高，及时到肿瘤科门诊就诊，结合其他指标及根据有无临床症状进行下一步随访，如指标轻度升高建议 1 个月后复查，如指标升高明显（CEA ＞ 10ng/mL）则需完善其他检查，以排除恶性肿瘤。

26. 哪些肿瘤指标升高意义重大

肿瘤指标升高均需结合指标数值、患者临床症状及其他检查结果排除恶性肿瘤。对于特异性较高的指标，如前列腺特异抗原（PSA），当总 PSA（T–PSA）的值为 4 ～ 10 ng/mL 时，可引入游离 PSA/ 总 PSA，即 F/T 的概念：F/T ＞ 0.16，为正常情况；F/T ＜ 0.1，则有 56% 的可能为前列腺癌；PSA ＞ 0.25 时，前列腺癌风险为 5%。

如果患者有乙肝病史、肝脏有包块、AFP ＞ 400ng/mL 持续 4 周或 AFP ＞ 200ng/mL 持续 8 周，即可诊断为肝癌。建议患者发现肿瘤标记物升高时及时咨询专业医生，定期随访。

第二章

预防诊断篇

第一节　恶性肿瘤的筛查与预防

1. 常规体检与恶性肿瘤初筛普查的区别

二者主要有以下几方面的区别：

（1）检查项目：普通体检不能检查所有的脏器，没有检查的脏器有可能发生癌变。普通体检主要是衡量人体各大器官的健康状况，一般仅能诊断出常见的疾病，如高血压、高脂血症、糖尿病、脂肪肝等，检查项目仅包括常规化验、B超和低分辨率胸部CT等。恶性肿瘤初筛更专业化，能检测身体中是否有恶性肿瘤潜伏，检查可包括全腹CT、高分辨率胸部CT、胃镜、肠镜等，必要时可行增强CT、增强MR检查，如患者高度怀疑恶性肿瘤还可进行PET–CT或PET–MR（正电子发射计算机断层显像）检查评估肿块代谢情况及周围组织浸润情况。

（2）面向人群：恶性肿瘤筛查主要是针对以下特殊人群。①有不良生活嗜好者，如长时间吸烟喝酒、饮食结构不合理、长时间高强度高压力工作、长期熬夜从而使机体发生改变，甚至基因突变的人群。②患有特殊疾病人群，如 HPV 感染容易增加宫颈癌患病率，幽门螺杆菌感染容易增加胃癌患病率，慢性肝炎、肝硬化等慢性炎症刺激容易增加肝癌患病率。③有癌症家族史等高危因素患者，一级亲属中存在多个恶性肿瘤患者。

（3）检查频率：普通体检 1 ～ 2 年 1 次。恶性肿瘤筛查则根据不同的人群设置不同的检查项目及不同检查频率，需严格按照专科医生意见执行筛查。

2. 现代基因检测对恶性肿瘤筛查的作用

肿瘤基因筛查的作用有以下几点：①预测，通过基因筛查，可以预先得知人群可能患有某种肿瘤或者某类疾病的概率。②确定，通过筛查某些特殊基因可以进一步确定患者患有哪类疾病。③治疗，基因筛查可以根据突变基因靶点使用相应靶向药物治疗疾病。

适合做基因筛查的人群如下：①直系亲属或者旁系亲属患有某种与基因突变相关的肿瘤。②远房亲戚患有很特殊的罕见癌症，且该癌症与基因突变有关。③亲属接受基因筛查后发现基因突变，或直系亲属患有与遗传性癌症相关的疾病，如家族性腺瘤性息肉病（APC 基因突变）。

总的来说，基因筛查只是辅助检查，只能通过基因筛查来评估患癌的风险，对高危人群进行预防治疗，基因筛查不能直接诊断。

3. 粪便检测在肿瘤筛查中的作用

粪便检测现在已经成为一种对胃肠道恶性肿瘤诊断的全新方法，目前常用的粪便检查可被分为粪便隐血试验和粪便脱落细胞学检查。另外关于检测粪便中的 DNA、钙卫蛋白和一些肿瘤代谢产物如 M2- 丙酮酸激酶在结直肠癌的诊断和筛查中有一定的意义。

（1）粪便隐血试验：粪便隐血试验是国外对大肠癌诊断的经典方法，通过分析患者是否出现粪便隐血，能够较准确地分析患者是否出现结直肠恶性肿瘤，从而取得较准确的诊断效果。《中国卫生统计》有文献表明，肿瘤危险度评估结合粪便隐血实验筛查能早期发现胃癌和肠癌。

（2）粪便脱落细胞学检查：粪便脱落细胞学检查能有效辅助诊断胃肠道肿瘤。正常肠道黏膜每 24 小时会有（1～5）$\times 10^{10}$ 的上皮细胞脱落，若在肠道中出现了恶性肿瘤，则会导致其脱落速度增加。另外，癌细胞的黏附能力也较低，相比正常上皮细胞更加容易脱落。因此，检查粪便脱落细胞能够有效地帮助诊断胃肠道恶性肿瘤。

（3）粪便 DNA 检测：结直肠上皮细胞脱落后存在于粪便中，突变细胞的 DNA 在粪便中十分稳定，能够被提纯帮助分析肿瘤相关的 DNA 改变。本法可作为拒绝做肠镜检查人群的替代检测方法。多种指南推荐粪便隐血试验与粪便 DNA 联合使用用于筛查大肠癌。

（4）粪便蛋白质测定：①肿瘤 M2-PK 是肿瘤特异性蛋白，大肠癌患者细胞内的肿瘤 M2-PK 能够被释放到血液和粪便中得以被检测。肿瘤 M2-PK 筛查大肠癌的灵敏度可达 79%，特异度可达 80%，但粪便肿瘤 M2-PK 检测容易得到假阳性结果。因此，粪便中肿瘤 M2-PK 存在也并不一定表明存在结直肠的癌变。②转铁蛋白是血浆中主要的含铁蛋白质，其在健康人的粪便中几乎不存在，但是在消化道出血时可大量存在。研究显示粪便转铁蛋白对大肠腺瘤的检出敏感性高于免疫法粪隐血试验，且与粪隐血试验有一定的互补性。③粪便中的钙卫蛋白主要来自肠黏膜组织中的中性粒细胞，当肠道肿瘤部位的肠黏膜组织脱落后会持续释放出钙卫蛋白，钙卫蛋白具有耐热性和抗蛋白酶活性，在肠腔和外界环境中可长期保持相对稳定而不被酶和细菌破坏。因此可以将钙卫蛋白作为肠道肿瘤标志物帮助临床诊断。

4. 小便检测在肿瘤筛查中的作用

膀胱癌是泌尿系最常见的恶性肿瘤。目前，临床上诊断膀胱癌最主要的检测方法是膀胱镜检查，但是患者检查后可能出现尿道肿胀、排尿困难、尿路感染、尿道或膀胱粘连等风险。尿常规是临床常规检查，不少泌尿系统病变早期就可以通过尿常规进行检测，因此采用常规的尿液检测结合肿瘤标志物筛查有重要的临床价值。

（1）尿液隐血试验：膀胱癌患者最常见的症状是无痛性肉眼血尿或镜下血尿。当患者只出现镜下血尿但不伴有症状时，并不容易被察觉，直到出现肉眼血尿时才会被注意。大约有 85% 的膀胱癌患者会出现血尿，尿液呈粉红色到红色不等的浑浊状，呈现间歇性或全程血尿，有时尿中会出现血块。患者血尿中出血量的大小、出血持续时间的长短与肿瘤的恶性程度、肿瘤的大小、肿瘤数目、肿瘤分期、肿瘤的形态有一定的关系，但并不一定呈正比。

（2）尿液形态学检查：尿液细胞形态学检查是诊断泌尿道上皮细胞恶性病变的有效手段。近些年，许多学者致力于通过检测尿脱落细胞和肿瘤相关蛋白、肿瘤相关分子的相互关系来提高膀胱癌诊断的敏感性。

（3）尿液中肿瘤相关蛋白标志物检测：尿液诊断标志物对于膀胱癌的早期诊断，具有敏感性高、特异性强、检查方便、并发症少等特点。

（4）尿亚硝酸盐：亚硝酸盐也是膀胱癌的致癌因素之一，长期食用含硝酸盐和亚硝酸盐污染的食物，可引起消化道癌症、膀胱癌和非霍奇金淋巴瘤等。

（5）炎症相关指标：炎症过程也涉及与癌症进展有关的潜在机制。癌症相关性炎症在肿瘤发展的各个阶段中起重要作用，包括疾病进展、恶性转化、侵袭和转移。

5. 怎样体检对早期发现肿瘤比较有效

恶性肿瘤患者的死亡率高低和生存期长短与发现肿瘤时分期早晚密切相关，早发现、早诊断、早治疗能够更好地改善患者的生活质量，延长患者的生存期。

定期体检是早期发现肿瘤的重要手段。对于高龄或具有高危因素的人群建议每年应全面大体检一次，检查项目一般包括肿瘤标志物，高分辨率胸部 CT 平扫，甲状腺、肝胆胰脾、肾输尿管膀胱 B 超，胃肠镜检查等，女性还应检查乳腺，宫颈和妇科彩超，男性应另外行前列腺检查。

恶性肿瘤早期症状不明显，因人而异，我们建议高度怀疑恶性肿瘤的患者应尽早咨询专科医生做进一步检查，不要消极懈怠，要早发现、早诊断、早治疗。

6. 哪些不良生活习惯容易导致恶性肿瘤

（1）长期吸烟：香烟中含有高达上千种有毒有害物质，其中包括 70 多种致癌物质，长期吸烟人群患有肺癌、喉癌、食管癌、肝癌等恶性肿瘤的概率比普通人群高出数倍。

（2）长期饮酒：不仅酒精会刺激人体正常组织及细胞，

酒精的代谢产物乙醛也会伤害各个器官组织中的细胞，诱导细胞变性坏死，肝组织弥漫纤维化、假小叶和再生结节出现导致肝硬化，进一步进展为肝癌。

（3）长期缺乏运动：长期缺乏运动的人群新陈代谢缓慢，人体产生的代谢废物无法及时排出，另外缺乏运动可致免疫力降低，较普通人群更容易患上各种恶性肿瘤。

（4）熬夜：各个器官组织在长时间的工作后需要在夜间进行自我修复和休息，如果经常熬夜，各个器官组织过度疲劳，易诱发各种急性或慢性疾病，增加各种恶性肿瘤的发生概率。

（5）饮食不当：少吃蔬菜人群容易增加口腔癌、鼻咽癌以及食管癌等癌症的发生概率。另外，长期食用槟榔、火锅与口腔癌、食管癌密切相关。

7. 什么是良好的不容易患恶性肿瘤的生活方式

（1）合理控制体重：食管癌、胰腺癌、肠癌、乳腺癌、肾癌和子宫内膜癌都与超重有关，会增加罹患这类癌症的风险。合理控制体重，不能没事放肆大吃，经常在胖瘦之间横跳。这些都对身体不利。

（2）适当运动：运动可以调整血液中睾酮与雌激素水平，保护女性，对抗与激素水平异常有关的癌症，如卵巢癌、子宫内膜癌。运动同时可以促进肠蠕动，减少粪便积存停留时间，从而减轻对肠道黏膜的刺激，降低大肠癌发的病率。

（3）果蔬营养均衡：摄入足量的蔬果纤维，可预防结直肠癌，并降低乳腺癌、食管癌等数种癌症的发病率。蔬果中丰富的纤维素能减少肠内致癌因子的产生，改变肠中菌种生态，避免癌细胞形成。

（4）饮食少油少盐：坚持少油少盐饮食并养成习惯，比如选择低脂或脱脂鲜奶，把肉皮、肥肉、外层的油炸裹粉剔除，刮除蛋糕的奶油或减少鲜奶油的摄入等。

（5）戒烟限酒：烟酒都属于非生活必需品，吸烟、饮酒会增加各类恶性肿瘤发生的风险。因此，戒烟限酒可以减少癌症发生的可能。

（6）积极心态：心态不好容易影响自身免疫功能，导致疾病的发生。恶性肿瘤也是如此，因此，调整好心态对预防恶性肿瘤有着积极的作用。我们建议，患者情绪抑郁无法自行调节时，可以选择找心理医生排忧解难。

8. 健康教育在预防肿瘤中的作用

恶性肿瘤对人体健康的危害极大，许多恶性肿瘤的发生都与不良的生活方式密切相关，因此，健康教育在预防肿瘤中起着重要作用。健康教育是通过宣传教育，让人们全面了解恶性肿瘤，认识到健康生活方式对恶性肿瘤预防的重要性，帮助人们养成良好的生活习惯。我们建议主要从作息习惯、饮食习惯、工作习惯等方面着手改善，从而提高人群的抗癌能力以及免疫力，通过教育促使人群具备更多健康相关知识，提升自身预防意识，能够有效降低恶性肿瘤的发病率。

9. 中医药如何预防恶性肿瘤

中医药对恶性肿瘤的预防分为以下两个方面：

（1）传统的中医观念提倡健康生活方式。《黄帝内经》从情志、饮食、运动、起居以及如何与自然相处等多方面详细叙述了养生的原则。如情志方面提出了“恬淡虚无，精神内守”，饮食方面提出了“饮食自倍，肠胃乃伤”“五谷为养，五果为助，五畜为益，五菜为充，气味和而服之，以补精益气”。运动方面，中医有如五禽戏、八段锦、太极拳、气功等行之有效的强身健体方式。

（2）中医提倡“治未病”，中医药可以有效预防治疗疾病。恶性肿瘤的发生发展是有过程的，长期抑郁、焦虑或身体不适，或有癌前病变等可能诱发肿瘤发生的因素都可以用中医药来治疗。中医药通过改善机体内环境，缓解症状，调畅患者情志，将肿瘤扼杀在摇篮里。

第二节　恶性肿瘤的诊断

1. 做 CT、MRI、PET-CT、PET-MR 可以确诊癌症吗

CT、MRI 作为影像学证据可以初步诊断癌症，PET–CT、

PET–MR 相较于 CT、MRI 更加精准，但只有病理是确诊肿瘤的金标准，CT、MRI、PET–CT、PET–MR 可以提供影像学上的参考。若是在无法行病理检查的情况下，通过 CT、MRI、PET–CT、PET–MR 可以看到明确的肿瘤征象，也可以作为确诊的依据。

2. 验 1 滴血就可以确诊癌症吗

不可以。目前的诊断技术还未达到通过 1 滴血就能诊断癌症的水平。如果有人告诉你验 1 滴血就可以确诊癌症，那有 99% 的可能性是他 / 她是骗子或者被骗子骗了。想要确诊癌症，建议前往正规医院肿瘤科就诊。

3. 看手相、面相可以确诊癌症吗

癌症基本不能通过手相、面相直接诊断。肿瘤需要明确的穿刺活检结果才能确诊，若无法穿刺，则影像学结果也可作为诊断依据，但是手相、面相这类体征上的改变不能作为癌症诊断的直接依据。

4. 中医号脉可以确诊癌症吗

脉象容易被很多因素所影响，有异常表现，只能作为诊断的参考。若要确诊癌症仍是需要穿刺的病理结果或是影像学结果。

5. 诊断癌症的金标准是什么

病理是确诊癌症的金标准。如果看到这里的各位不幸碰上要跟肿瘤打交道的那天，请务必积极配合医生要求的病理学检查，这是目前明确诊断的最高级别的证据，可以为接下来的治疗方案提供依据，早发现、早诊断、早治疗。期待随着医学的发展，有朝一日肿瘤会成为像高血压、糖尿病一样的慢性疾病，只要定期检测，按时服药，就可以带瘤生存下去。

6. 当前应用肺癌的 PD-1/PD-L1 药物，应选何种 PD-L1 检测

目前，PD–L1 检测（细胞程序性细亡 – 配体 1 检测）主要是通过免疫组化的方法，不同药物对应的检测抗体不同，目前的检测抗体主要有 SP142、SP263、Dako28–8、Dako22C3 等抗体，检测公司很多，建议选择正规靠谱的医疗机构进行检测。此外，晚期非小细胞肺癌患者使用免疫治疗前并不一定需要进行 PD–L1 检测，通常免疫治疗在二线及二线以上应用时可以不用考虑 PD–L1 状态。但如果在一线使用，则需根据 PD–L1 的表达状态选择适当的治疗策略。当 PD–L1 ＞ 50%，可单药治疗；若 PD–L1 ＜ 50% 或阴性，建议免疫联合治疗；若患者无法检测 PD–L1 因而无法得知 PD–L1 表达情况时，一线治疗也可应用免疫联合化疗。

第三章

中西医治疗篇

第一节　寻医就诊小贴士

1. 发现恶性肿瘤时，患者本人该怎么办

每个人都希望自己能身体健康，但在确诊恶性肿瘤后，也不要慌乱、悲观。首先，要调整好自己的心态，不良情绪对疾病的恢复没有任何帮助。其次，改正不良习惯，早睡早起，不抽烟、不喝酒。最后，最重要的是到正规医院进行专科综合治疗，不逃避、不退缩，积极就诊，与医生良性沟通，共同努力积极治疗。

2. 家庭如何应对家属恶性肿瘤事件

首先，我们都要正视疾病的发生，不逃避，不畏惧。家庭作为港湾，亲属作为患者最重要的慰藉，我们始终要支持鼓励患者，积极引导患者的心理情绪，能使患者情绪平稳甚

至乐观，亲情的支持也是患者支持生存的力量和希望。其次，在家庭权衡经济情况后能最大限度支持患者接受治疗，我们应接受正规医院的规范化治疗，专科医院、专科科室对肿瘤的发生发展有全局把控和治疗方案，良好的医患沟通对疾病的诊治能达到事半功倍的效果。

3. 需要与得了恶性肿瘤的家人分开进食吗

恶性肿瘤不是传染病，一般不需要分开进食。肿瘤患者常规饮食即可，不需过分忌口，各类蔬菜、鸡鸭鱼肉、海鲜等均可食用。若肿瘤患者合并感染、并发症或是体质虚弱、胃纳不佳，家属可另外准备易消化食物如粥等，依据患者自身情况进食。

4. 恶性肿瘤患者常见的心理历程与家属的责任

肿瘤患者在得知自己的诊断后，通常会出现以下几个心理状态：①否认期：刚被诊断恶性肿瘤时，绝大多数患者无法接受，选择不相信，会去多家医院多次就诊检查。②愤怒期：当仅存的误诊希望落空时，会转而愤怒，“为什么我会得这种病呢”，产生自我质问与暴躁。③妥协期：经过一段时间的发泄后，患者开始妥协并与医生积极沟通寻求有效治疗，这一时期，患者的求生欲望极强，且不惜一切代价治疗。④绝望期：在接受治疗的过程中，可能会出现肿瘤的复发、转移，患者的希望一次次破灭，转而变得绝望、抑郁。⑤平静期：在接受一系列的治疗与情绪转化后，患者进入前所未有的平静期，接受事实，直面死亡。

不同患者的心理反应的轻重不同，心理因素可影响癌症患者的治疗效果和预后。作为家属，有责任帮助患者调节心理，支持患者，共同抗癌。家属应积极与患者进行感情交流，主动靠近患者，观察患者的表情、手势等以了解患者的心理状态，并经常关心及问候，及时给患者精神上的鼓励。消除患者的担心，减轻患者的被抛弃感和孤独感，让患者感到充分的家庭支持。在交流过程中，注意不要流露出消极情绪，不要与患者过多谈论病情，不要对患者的存活期进行估计。当患者出现消极情绪时，家属应帮助患者以乐观心理对待疾病，使他们增强勇气；在积极引导无效的情况下，应该及时请心理医生指导患者进行放松，使患者更好地配合完成对肿瘤的治疗。

5. 恶性肿瘤患者如何求医

首先，首选三甲医院或肿瘤专科医院，这些医院的平台和治疗手段对疾病的治疗有更全面的把控。其次，要积极与医生沟通，全面了解自己的病情对疾病的治疗是有益的，患者要相信医生，配合治疗。接受治疗时应做到规范，不可“三天打鱼，两天晒网”，定期复查，及时改变方案，才能更好地对疾病进行控制。

6. 恶性肿瘤患者及家属看医生需要准备什么材料

准备患者自确定诊断以来的检查单、化验单、药物处方及住院治疗的出院记录。若是代诊，家属还需准备患者目前的基本情况，如目前有何不适，胃口、睡眠、大小便情况等，若就诊中医，还可拍下患者的舌象给医生参考。

7. 如何向医生介绍病情

首先，告知医生患者目前的诊断，肿瘤的临床分期及病理类型，已经接受过的治疗及正在接受的治疗；其次，交代患者目前主要的不适情况，精神及身体状况（胃口、睡眠、大小便情况等）。

8. 家属需要隐瞒患者病情吗

很多家属在得知患者确诊癌症后第一反应是对患者隐瞒病情，认为癌症是不治之症，想要减轻患者的精神负担。其实，随着医疗水平的提高，罹患肿瘤并不是等死，根据患者心理的承受能力，我们需要讲究告知病情的方法。正面告知，若患者十分恐惧，则应详细告知可以战胜以及怎样战胜疾病。患者很可能会产生消极心理，家属需要密切观察，积极引导，隐瞒病情无形中也会增加患者的心理压力。一般情况下，患者了解病情，能更好地推进疾病的治疗，只有正视现实才能对抗癌症，人的意识和情感能调动一切积极因素来对抗疾病。

9. 家属如何劝导患者就医

部分患者在确诊恶性肿瘤后会产生逃避心理，不愿意就医，这个时候家属要起积极引导作用，疏导心理，带患者规范就医。首先，与患者沟通，聆听倾诉。患者患病后会出现悲伤和难过的情绪，家属需要陪伴抚慰，尽可能陪伴，表现出共渡难关的意愿。其次，鼓励患者树立责任感，积极参与治疗。在支持爱护患者的同时，也要让患者对自己的健康负责，鼓励患者，激起求生欲望，主张将命运掌握在自己手里，积极引导患者就医。

10. 怎么找到合适的优秀的医生

于患者而言，遇到一位合适的医生是一件非常幸运的事情。那么怎样找到适合自己的优秀医生呢。首先，可以看职务。一般来说，随着临床年限的增高，经验越加丰富，主任医师看过的病一般比主治医师见过的多。其次，可以参考患者的评价。宣传包装再华丽，也比不过内在口碑充实，好酒不怕巷子深，优秀的医生一定会在以往的患者口中流传，优秀医生的门诊患者只会越来越多，看一个医生的门诊数量便可大致判断这个医生的受欢迎程度。再者，向内行人打听。同行之间最为了解，医生之间的水平高低可推荐打听。最后需注意的是，一定要到正规的医院就诊，千万不要被某些虚假的信息误导欺骗。

11. 如何找到好的中医师

通过接受治疗疗效较好的病友介绍或是专业人士推荐，前往正规的医院就诊，并配合自己亲身体会的疗效验证以期找到较好的中医师。

12. 治疗恶性肿瘤专业的好中医师有什么特点

专业的好中医师通常不盲目排斥西医，不拒绝西医的检查和手段，能够使用中医药改善患者的生活质量，通过中西医结合治疗恶性肿瘤。好的中医师往往能够较为详尽地了解患者病情，全面结合望、闻、问、切的信息进行治疗，从而取得较好的疗效。因为具有较好的疗效，好的中医师往往能够积累较多的患者，且多为长期多次就诊的患者。因为疗效可观，所以患者也愿意介绍有需要的人前往就诊，而不是通过宣传手段招揽患者却又缺乏长远疗效留住患者。

13. 恶性肿瘤正确的治疗决策是什么

首先对患者进行全面的身体评估和肿瘤情况评估。对于有手术指征的患者，优先行手术治疗，然后根据病理分型、临床分期等肿瘤情况，进行全面的内科治疗，依照肿瘤治疗指南，行化疗、放疗、靶向治疗、内分泌治疗等。每次治疗前都要先评估患者情况，再决定治疗方法。

14. 恶性肿瘤治疗是否使用最先进的设备就是最好的选择

先进的设备拥有先进的技术，能更加精确地探查诊断；但是物极必反，很多时候过度接受诊疗并不利于身体。有研究发现，检查过度会导致癌症的发生率增加。只要能明确疾病的诊断、病理性质，定期的复查表明肿瘤病情得到了控制，不需要过度追求先进的设备，时间、金钱对肿瘤患者和家庭来说都是珍贵的成本。

15. 恶性肿瘤治疗是否选择最贵的药物就是最佳方案

适合自己的才是最好的。任何药物都讲适应证，每个人的情况都不一样，不是最贵的药材就是最好的，只有适合患者的对症药物才是最佳的。接受规范化治疗，积极配合，多与医生沟通，有效的治疗方案可使事半功倍。

第二节　常见的西医治疗方法

1. 手术在恶性肿瘤治疗中的适应证与目的

手术是治疗目前大多数早期恶性肿瘤的首选方法。对于早期未发现转移、身体耐受的患者，可行根治性手术；对于病灶转移患者，姑息性手术能防止肿瘤危及生命，减少对机体功能的影响，提高生存质量。手术的适应证包括中早期消化道肿瘤，如食管癌、胃癌、肠癌、肝癌，中早期乳腺癌、肺癌、纵隔肿瘤，中早期肾癌、膀胱癌、宫颈癌、阴茎癌、卵巢癌，中早期皮肤癌、骨肿瘤、软组织肿瘤；不属于中早期但病灶局限，有根治希望者；原发肿瘤侵及邻近脏器，可同时切除者；有淋巴结转移但手术可清除者；原肿瘤得到控制的局限性肺转移；肿瘤晚期不可切除但出现呼吸困难、梗阻、穿孔可通过手术减轻症状者。

2. 化疗在恶性肿瘤治疗中的适应证与目的

化疗即化学药物治疗，从给药方式可分为全身化疗和局部化疗，主要应用于造血系统肿瘤及对化疗敏感的实体肿瘤，也可应用于体腔（如胸腔、腹腔）内液体有癌细胞的患者。对造血系统肿瘤而言，化疗是主要的治疗手段，可达到控制肿瘤甚至根治的效果。对实体肿瘤而言，化疗可控制肿瘤进展甚至使肿瘤病灶缩小，控制多发的远处转移病灶，从而使不适宜手术的患者有手术的机会。同时也可应用于手术后的患者，防止肿瘤的转移和复发。也有部分患者因基础情况不佳，不能耐受手术治疗，而采用姑息化疗以改善患者的生活质量。对于体腔积液内含有癌细胞的患者，经过局部的灌注可使积液控制或消失。

3. 放疗在恶性肿瘤治疗中的适应证与目的

鼻咽部的肿瘤由于其部位的特殊性，难以进行手术，在放疗比较敏感的情况下以放疗为主。另外在手术的前后也可进行放疗，能起到缩小病灶有利于手术以及减少复发的效果。对终末期的患者，为了改善患者的生存质量也可使用放疗手段改善患者的病情。除此之外还有保护性放疗，适用于存在较高脑转移风险时。

4. 靶向药物在恶性肿瘤治疗中的适应证与目的

靶向治疗适用于肿瘤细胞经过基因检测，存在某种突变的患者。其目的是特异性地攻击存在该种基因突变的肿瘤细胞，进而产生控制或治愈肿瘤的效果。

5. 免疫治疗在恶性肿瘤治疗中的适应证与目的

人体免疫系统对肿瘤细胞的攻击过程主要为肿瘤细胞产生特异性抗原，树突细胞吞噬凋亡肿瘤细胞，肿瘤抗原呈递给 T 细胞，进而使得未受抑制并且激活的 T 细胞通过肿瘤抗原特异性识别并杀死肿瘤。而肿瘤在人体内的生长与其逃脱了这一免疫系统的识别不无关系。免疫治疗是通过调动机体的免疫系统以增强抗肿瘤的免疫力，从而控制和杀伤肿瘤细胞。主要包括非特异性免疫刺激、免疫检查点单抗、过继细胞回输、单克隆 T 细胞受体疗法、CD47 单抗、肿瘤疫苗等。

6. 肝癌 TACE 治疗在恶性肿瘤治疗中的适应证与目的

TACE 治疗全名为肝动脉灌注化疗栓塞术。因各种原因不能手术切除肝癌的患者，或者存在破裂出血的患者可以通过 TACE 治疗。TACE 在显示肝内血管走行的情况下，根据不同目的，给肿瘤部位的供应血管打入化疗药物或者栓塞该处血管，使肿瘤缩小甚至消除，也可应用于手术之前，使肿瘤缩小，易于切除。

7. 冷冻治疗在恶性肿瘤治疗中的适应证与目的

冷冻治疗一般多用于生在体表或者与外界相通的管道（气管、食管、尿路）处的肿瘤。通过迅速冷冻，使相应的部位血流停止并产生冰晶，破坏肿瘤细胞结构，肿瘤细胞被破坏后，细胞内的抗原物质释放，促进了机体对肿瘤细胞的识别，调动机体对肿瘤部位的免疫攻击。本法可用于早期肿瘤以替代手术，也可用于晚期肿瘤患者消除病灶处管道的梗阻以改善患者的生活质量。

8. 射频治疗在恶性肿瘤治疗中的适应证与目的

射频治疗的主要原理是高温治疗。将穿刺针穿刺到肿瘤部位，穿刺针的尖端会出现高频的射频，使局部发热。通过发热加温，肿瘤细胞的温度达到 80℃左右，在这样的温度下，肿瘤细胞的蛋白质发生凝固，肿瘤细胞凋零坏死，从而起到破坏肿瘤细胞的作用，达到抗肿瘤治疗的效果。因此本法对肿瘤病灶的大小及数量存在要求，一般应用于一部分肝癌或者肺癌的病灶小于 5cm、数量小于 3 个的病灶。本法还适用于患者本身不接受外科手术或者承受不了外科手术的情况；对宫颈癌局部晚期无法手术切除者也有所应用；一些头颈部的恶性肿瘤，无法手术切除或者患者不接受手术切除，为了减轻患者的痛苦，有时也会使用该治疗。

9. 恶性肿瘤为什么有时需要几种疗法的联合应用

无论何种治疗方式，都存在局限性，或患者不能耐受的情况。多方式的联合应用不仅可以提高患者的肿瘤治愈率，也可能使原本不能耐受治疗的患者能够经受治疗，产生 1+1 ＞ 2 的效果，既控制了现存肿物，也改善了远期预后。

第三节　中医药治疗方法

1. 在恶性肿瘤治疗不同阶段，应用中医药的作用原则与目的

在疾病的早中期，或患者的正气尚未虚衰时，常以祛邪为主；在疾病的中期，正邪交争较甚，多以扶正法与祛邪法并用，遵循攻补兼施的原则；在肿瘤晚期，患者正气已虚衰较甚，瘤毒虽仍亢盛，但机体不任攻伐，当以扶助正气为主，佐以祛邪抗瘤。

2. 中医的扶正祛邪法是如何使用的

祛邪法是指以攻逐毒邪的药物或方法治疗病邪壅盛的肿瘤患者。在未行放化疗及手术治疗时，往往多用以祛邪为主的中药对抗肿瘤细胞，抑制肿瘤生长。扶正法是指用扶助正气的药物和方法治疗以正气虚弱为主的肿瘤患者。应用放、化疗干预的患者往往会出现机体正气的损伤从而导致并发症。患者多不能耐受攻伐。此时使用中医扶正治疗，通过中医药的增效减毒作用可使原本不能耐受西医治疗的患者重新耐受，从而完成西医治疗改善患者预后。

3. 长期服用中药会“伤肝”吗

不少患者担心“中药伤肝”而畏服中药。“中药伤肝”的说法似乎流传甚广，但实际情况真的是这样吗？首先，中药不是导致药物性肝损伤的主要原因。据国内首个药物性肝损伤相关不良报告显示，目前我国药物性肝损伤的主要原因是化学药物（占比94.5%），而非中药。大部分中药是无辜的，许多中药（如山药、莲子、荷叶等）属于药食同源的药物；其他一些中药虽然不是药食同源的药物，但现代药理学研究也没有发现其明确的肝损伤副作用；并且，许多中药反而能够保护肝脏，比如垂盆草、丹参等。老百姓常说的“伤肝”药只是中药中的一小部分，《药典》已对可能引起肝损伤的中药做出明确标注，并对其用法用量做出特殊说明，只要正确合理使用，绝大部分中药并不会造成肝损伤。

那么，是不是“有毒”的中药就不能用呢？答案当然是否定的，大量临床研究证实，如果使用得当，部分有毒中药的疗效会非常显著。比如斑蝥素是中药斑蝥所含的有毒成分，但其可影响癌细胞代谢从而杀死癌细胞，以斑蝥为主要成分的复方斑蝥胶囊也早已作为中成药上市，广泛应用于肿瘤患者，因此不必谈“毒”色变。

对于患者而言，首先要谨遵医嘱用药，在专业中医师的指导下使用中药，切勿轻信偏方秘方，勿盲目进补，勿自行买药用药，好的中医师开的药方不仅能有效改善症状，也能合理把控药物的安全性。同时，患者朋友也可在服药期间定期检测肝功能。比起放弃中药、放弃可能“伤肝”的中药，就诊于靠谱专业的中医师、谨遵医嘱、定期检查才能有效防止药物“伤肝”。

4. 长期服用中药会“伤肾”吗

除了从肝脏代谢药物，肾脏也是药物代谢的重要器官之一，不少患者因此担心中药会“伤肾”。中药对肾脏的影响主要有两点，一是高钾，二是马兜铃酸，但是并非所有中药药材都含高剂量的钾或含有马兜铃酸，大部分中药是安全的。并且，中药是否产生毒性跟药物品种、炮制法、煎服法、剂量、配伍、个人禀赋有关，使用规范剂量，选择适当剂型，在专业的中医师指导下合理运用，中药能够在保证安全性的情况下发挥较好的疗效，不会引起所谓的肾脏损害。另外，不仅是长期服用中药的慢病患者，长期使用任何药物的患者都应监测身体情况，患者朋友可定期复查肝肾功能，有效规避用药风险。

5. 化疗期间联合中医药治疗的目的与作用

化疗药物在抑制肿瘤细胞生长、杀死肿瘤细胞的同时，也会对人体正常细胞产生损伤，从而导致一些不良反应，如白细胞计数、中性粒细胞绝对值、血小板计数下降，恶心呕吐，神疲乏力，手足综合征等。在化疗期间配合适当的中医药治疗可有效缓解不良反应，减轻化疗“毒性”，改善患者的营养状况及生存质量，使化疗得以顺利进行。另一方面，中医药治疗能够增强机体的免疫能力，增加化疗敏感性，从而增强临床疗效。同时，中医药还能调理人体内环境，改变癌状态体质，防止癌症复发转移。因此，有必要在化疗期间联合中医药治疗。

6. 化疗期间如何配合中医药治疗

化疗是抗肿瘤治疗的主力军，其治疗本身具有很强的“杀伤力”，会对人体骨髓功能、消化系统、神经系统等造成损伤。中医治疗处于辅助地位，侧重于为化疗“保驾护航”。在化疗期间，可针对各种化疗药物引起的全身反应，运用中医药辨证施治，减轻毒副作用，如通过益气扶正法减轻骨髓抑制，健脾温胃法改善食欲减退，理气和胃法减轻恶心呕吐等。中药与化疗不冲突，吃中药可与化疗同时进行。但是我们建议化疗结束 2 天后或间歇期开始服用中药，若恶心呕吐明显则暂缓服用。此外，在化疗前也可用中药调理改善体质以更好地应对化疗；化疗结束后，中医药治疗转为主力军地位，扶正祛邪，从而促进患者康复。

7. 放疗期间联合中医药治疗的目的与作用

放射治疗（简称放疗）是某些恶性肿瘤的主要治疗手段之一。如鼻咽癌、食管癌等，以及一些转移癌，特别是脑转移、骨转移等，采用放疗可收到较好的效果。但放疗只能杀灭和控制肿瘤局部，对全身来说，放疗可能引起一系列的副反应和后遗症，比如放射性肺炎、放射性肠炎等。在放疗期间应用中医药，可以减轻毒副反应，增强放疗敏感性和机体的免疫功能。放疗后应用中医药治疗可以巩固疗效，防止复发和转移，提高远期生存率。

8. 放疗期间如何配合中医药治疗

放疗联合中医药可达到增效减毒的效果，无论是放疗前、放疗中还是放疗后，均可配合中医药辨证使用。放射线属于中医“热毒”范畴，火热毒邪易伤阴耗气，伤津损阴，损伤脾胃运化功能，影响气血生化，同时气虚可导致血瘀。放疗后患者可能会出现乏力、纳差、口干舌燥、局部皮肤发红粗糙、口腔溃疡、肢体活动不利等症状，中医应辨证施以益气养阴、生津润燥、调理脾胃、清热解毒以及活血化瘀等治疗方法，如放疗中出现口咽黏膜反应，投以养阴生津中药；若出现放射性肺损伤，根据其疾病演变规律，投以清热解毒、宣肺平喘、健脾补肾等中药，同时可配合中药外治增强疗效。

9. 靶向药物治疗联合中医药治疗的目的与作用

靶向治疗即在细胞分子水平上，针对已经明确的致癌位点，设计相应的治疗药物，药物进入人体后精确地与致癌位点结合并发生作用。靶向药物治疗的问世，给很多恶性肿瘤患者带来了生存的希望，但其耐药性及毒副反应等问题仍待解决，如患者可能出现比如腹泻、皮疹、乏力、厌食等不良反应。同时，靶向药物只能对肿瘤细胞突变的一部分细胞进行相关的清除，而中医药可从整体论治，调整机体的宏观状态。因此，中药和分子靶向药物如果能合理联用，一方面有助于提高靶向药物疗效和减轻不良反应，另一方面也有利于逆转靶向药物的耐药性，延缓耐药的出现，延长治疗效果。

10. 靶向药物治疗期间如何配合中医药治疗

靶向药物治疗期间可以同时服用中药，建议靶向药物治疗时间与中药服用时间需间隔 1 小时以上。一方面，对于靶向药物的不良反应可选用针对性的中药来缓解。常见的毒副反应比如皮疹，可通过中医辨证选用具有清热、祛风、除湿、止痒、凉血等功效的药物进行内服或联合外用；又如腹泻，可应用健脾化湿、健脾补肾、温阳止泻等治法选用相应的内服药物，缓解患者的腹泻症状。另一方面，发挥中药协同抗肿瘤的作用，通过个体化辨证施治，扶正调节五脏六腑，祛邪除去痰、浊、瘀血等病理物质，协同加强靶向药物疗效，延缓耐药的出现。

11. 肝癌 TACE 后联合中医药治疗的目的与作用

肝动脉灌注化疗栓塞术（TACE）是肝癌介入手术的一种，是经外周动脉插入微细导管至肝脏肿瘤供养动脉，直接注入抗肿瘤药物使之发生闭塞，中断血供，使肝的肿瘤坏死、缩小。研究显示，不少肝癌患者经介入治疗后会出现恶心呕吐、发热、胸胁胀痛、胁肋部刺痛、脘腹胀满、神疲乏力等症状。中医药治疗可发挥增强体质、促进康复、协同增效、减轻不良反应、巩固疗效等作用。因此在介入治疗期间，联合中医药治疗可以减轻介入治疗的不良反应，从而提高患者耐受性、生活质量及患者的治疗依从性，保证西医治疗计划的进行。在介入治疗后的巩固阶段，中医药治疗一方面可以提升患者的身体功能，改善体质，提高生活质量；另一方面有可能延长消融或介入治疗后的疾病缓解期，进而延长患者的生存期。

12. 肝癌 TACE 后什么时间可以配合使用中医药

肝癌 TACE 后，如肛门已排气，肝肾功能正常，一般即可配合使用中医药。

13. 恶性肿瘤西医治疗结束后还需要中医药吗？为什么

答案是肯定的，恶性肿瘤西医治疗结束后需要中医药。

中医治疗是肿瘤综合治疗的方法之一，适用于肿瘤患者治疗的各阶段。对于肿瘤，西医的治疗方式主要有手术、放疗、化疗等，但这些方法不一定能帮助癌症患者消除病痛。因为手术、放疗、化疗等治疗只能“减灭”癌细胞，但无法改变癌症发生发展的内环境。改善体质、改变内环境对于阻止肿瘤的复发、转移很重要。而中医药能够改变机体有利于癌细胞生长的“土壤”，调整恢复受创的免疫功能等，防止癌症的复发转移。因而在恶性肿瘤的西医治疗结束后，中医药治疗不可缺少。需要注意的是，西医治疗结束后切不可随便找个中医大夫吃些中药，而必须找经过正规培训实践和有经验的肿瘤专科中医师进行治疗。

14. 恶性肿瘤患者服用中药多少时间为合适？为什么

癌症的病程长，康复期也很长，中医药治疗是肿瘤综合治疗的方法之一，适用于肿瘤治疗的各阶段。对于肿瘤患者，服用中药多久，目前没有明确的循证医学数据，但是一般建议肿瘤患者长期服药，服药时间至少5年。大量的临床实践经验告诉我们，能坚持中药治疗的患者，生存质量好，生存期延长，复发和转移的概率低，多数患者都长期服中药七八年，乃至十多年，甚至有患了8个肿瘤的长期生存者。临床上，服用中药期间病情很稳定，但停中药后几年因肿瘤复发又来就诊的患者不少，因此，有必要长期应用中医药防治癌症复发和转移，延长生存期，提高生活质量。

15. 中医有“以毒攻毒”的说法，中医治疗恶性肿瘤是否“越毒越好”

中医药抗癌并非越毒越好。恶性肿瘤具有癌毒的性质，所以治疗上会选用以毒攻毒法。很多肿瘤患者因此在网上搜索抗癌的中药和配方，以为只有“以毒攻毒”，药才有效果，自行服用蜈蚣、全蝎等有毒的中药，还有部分患者不断加大剂量。殊不知，这些药苦寒，易损伤脾胃功能，导致腹泻、呕吐等不良反应。用药如用兵，中药使用得当是治病良药，不妥当则会害人，因此用药要慎之又慎。中医药治疗以辨证论治为原则，根据患者情况个体化施治，有是证用是药，或扶正，或祛邪，并非越毒越好，病情需要时才使用“毒药”。并且，是否使用有毒的中药需要医生进行专业的判断，患者切忌不经过专业中医师的诊治而随意服药。

16. 中医治疗恶性肿瘤是否“越补越好”

中医药治疗恶性肿瘤并非越补越好。中医药抗癌治疗强调的是“整体观念”、辨证论治，并非单用人参、灵芝、西洋参等补药来益气扶正。滥用补药可能会使症状加重，比如放疗患者本就有热毒伤津，若再大量服用温补药物，易加重阴虚症状，甚至导致放疗无法继续进行，影响常规的治疗。另外，部分补药具有激素样作用，如淫羊藿、补骨脂等中药具有雌激素活性，冬虫夏草可能具有雄激素样作用等，如贸然使用，可能促进激素依赖性肿瘤（乳腺癌、子宫内膜癌、前列腺癌等）的生长。因此，中医药治疗恶性肿瘤并非越补越好，而是根据患者的具体情况辨证施治。

17. 肿瘤患者服用中药时还需要服用其他中成药吗

一般不需要。中草药和中成药是中药的两种不同形式，我们认为中医治疗讲究整体观，中药方剂是对患者整体病因病机的分析后确定的治疗方案，再服用其他中成药可能会造成药性的重复或冲突。若要服用应遵医嘱，不应自行判断而服用。

18. 煎中药用什么容器合适

很多患者想在家自己煎药，因此就有煎药容器的问题。我们建议首选砂锅、瓦罐，因为陶制品性质稳定，传热速度较慢，受热均匀，不容易熬糊药材，但是煎熬时要注意不要烧干。还可选用搪瓷罐、耐热的玻璃器皿或不锈钢材质，但是避免选择带彩釉的制品，彩釉可能含铅，会造成药物污染。如果容器有掉瓷或裂纹现象也请不要使用。同时，忌用铜、铁、铝等金属锅具，这类金属的活性较高，容易跟药物发生反应，影响药物的疗效。

19. 煎中药的水质要求

煎药可选用自来水、井水、蒸馏水等，我们建议使用的水质洁净新鲜，符合饮用水标准即可。相比之下，矿泉水不太适合，因为其中含有的矿物质成分可能会影响药性。煎药用水量一般以没过药物饮片 1 ～ 2cm 为宜，使用冷水为宜，增加药物有效成分的析出。

20. 煎中药的正确方法

这应该是患者最关心、也是提问最多的问题。在煎药前，应将药材饮片用水没过浸泡 30 分钟。一般中药 1 剂煎 2 次，第 2 次的加水量为第 1 次的 1/3 ～ 1/2，2 次煎液去渣过滤混合后分 2 次服用。

火候有文火和武火之分。我们建议煎中药先用武火煎至水沸腾，然后文火保持沸腾 20 ～ 30 分钟即可。

如果有特殊药物应注意特殊煎法。如矿石甲壳类药物应先煎 30 分钟后再下其他药物同煎；黑顺片等毒性较大药物应先煎 30 ～ 60 分钟，尝后无辣感再下其他药物同煎；气味芳香药物如砂仁应在沸腾后 5 ～ 10 分钟后下；粉末状、带绒毛或有黏性的药物应用纱布袋装后同煎，防止药液浑浊或刺激咽喉等。如有其他特殊煎药方法遵医嘱。

21. 自己煎中药与医院代煎中药有区别吗

很多患者认为人工煎中药的效果会更好。对此我们认为，人工煎药确实能更好把握火候，但有些中药饮片比较坚硬，在熬制的时候需要长时间的熬制，相对费时费力。医院代煎中药一般使用中药煎药机，与人工煎药相比，煎药更为充分，能更多地保留药物的有效成分，并且能做到无菌煎药。煎药后的药液已经过滤，更好入口，无菌袋包装也方便携带和服用。医院代煎中药在保证了疗效的同时，对患者及家属而言更为方便、快捷、卫生。

22. 代煎中药如何保存

代煎中药最好是放在冰箱的冷藏室里（注意不是冷冻室），温度设定在 2 ～ 8℃，防止药物性质改变和细菌滋生而变质。中药一般可冷藏储存 2 周左右，若时间更长则不建议服用。因此，我们建议患者一次配药一般不超过 2 周。冬季温度较低可常温保存，但要避免置于有空调或供暖的房间。冷藏后的中药在服用时应加热到适宜的温度再服用。

23. 代煎中药包装袋里出现“泥沙样”东西是什么？有影响吗

“泥沙样”沉淀物可能是由于中药中有熟地黄、山药、薏苡仁等种子、果实类药材，此类药材类似我们平常煮山药粥、米仁粥，煎煮后淀粉、黏液等成分析出形成的黏稠沉淀物；也可能是石膏等矿物类、牡蛎等甲壳类药材的细小碎片粉末，机器过滤时悬浮在药液中，静置后沉淀。此类沉淀不影响药物的服用，在加热后静置药液，服用时不服用沉淀物即可。若出现药物变味如不正常的酸味，或者出现丝状、絮状悬浮物，说明药物变质，不能服用。

24. 中药代煎为什么会出现“胀包”情况，还可以服用吗

“胀包”是药物被污染变质的表现，可能是储存方式不当或者其他原因导致的污染，细菌滋生产生气体故出现“胀包”。出现“胀包”的袋装药物的成分已发生变化，不能服用，其他未出现“胀包”的药物如无明显变化则可以服用。如患者不慎误服，要注意观察不良反应，及时就医反馈。

25. 服用中药时可以吃绿豆汤和萝卜吗

需视情况而定。绿豆本身也是以一味中药，具有清暑祛热、祛湿的功效，可以用于中暑或暑热之后的烦躁、口渴等伤津症状。但是有些体质的患者是不适合服用绿豆汤的，例如脾胃虚寒的患者。此类患者的本身的体质偏寒凉，而绿豆也属于寒凉食物，故服用后可能出现胃部不适或腹痛腹泻等症状。有寒性表现的人，如有胃部不适、腹痛腹泻、手足不温、畏寒恶风等症状，不仅不宜服用绿豆，也应避免食用其他生冷、寒凉及不易消化的食物，如冰饮、冰镇西瓜、苦瓜、绿豆、红豆、番薯、小米粥、莲子。本身脾胃虚寒的患者胃部功能不佳，此类食物会加重胃肠负担，且会影响一些补益药和热性药物如黄芪、党参、吴茱萸等药的效果。民间传“吃中药不宜吃萝卜”，这是因为白萝卜有一定的泄气作用，白萝卜和人参、党参、太子参等补气药材共用，会导致补气效果减弱，使中药的补益作用下降，所以一般服用补益药为

主的患者不宜服用白萝卜。

26. 服用中药的注意事项是什么

注意生活饮食调护。俗话说：“生病三分靠治，七分靠养。”药物治疗是一方面，患者个人的生活饮食调护也尤为重要。

养成良好的饮食习惯，食用干净卫生、营养丰富的食物，感到饥饿后再进食，三餐定量，细嚼慢咽，减少餐间零食、水果，避免暴饮暴食及睡前进食，以减轻胃肠道的工作负担。

口干则饮水，不用为了所谓的“养生”强行大量饮水，适合自身的饮水量才是最好的。

提倡早睡早起，保证白天足够精神活力的睡眠就是充足的睡眠，避免熬夜及白天“补觉”。午睡建议 30 分钟，不宜过长。

适当运动，以运动后次日不感觉疲乏为佳，适量运动有助于身体自调。

27. 什么时间服用中药合适

中药每日 1 剂，分 2 次服用，2 次服用间隔为 4 ～ 6 小时，我们建议上午 9 ～ 10 点和下午 3 ～ 4 点服用。服用中药需要与早餐、午餐或晚餐间隔 30 分钟以上，与其他西药间隔 30 ～ 60 分钟。同时不建议睡前 2 小时服用，以免导致夜尿增多而影响正常睡眠。

28. 肿瘤患者可以使用膏方吗

针对肿瘤“虚实夹杂，以虚为主”的特点，可用膏方补虚扶正，但因人制宜。一般推荐处于肿瘤康复期的患者使用膏方，处于肿瘤进展期的患者则不适宜。

对于肿瘤患者而言，膏方并非一味地进补，也不是一成不变的，需根据患者的病症变化和体质差异进行相应的调配，以达阴阳平衡，使病向愈。

需注意的是，用膏方进补，不是越贵越好，而应不求最贵，但求适合；膏方是根据病情和体质辨证施补，所以服用膏方期间，无需加服其他补品。若调补不当，还会招致虚者更虚、实者更实的“虚虚实实”之谬。另外，膏方是用胶类或糖类收膏而成的，可能较滋腻，因此服药前可服“开路方”促进其消化吸收。

第四节　其他治疗方法

1. 除了现代中西医治疗方法外，还有其他办法可以治疗恶性肿瘤吗

目前除了现代中西医治疗方法，暂时没有其他治疗办法，须谨慎不法分子利用患者“病急乱投医”的心理骗取财物，对于缺乏依据的治疗方法应当慎重。

2. 饥饿疗法可以治疗肿瘤吗

肿瘤在人体内生长的过程中，需要形成自身的血管网络来提供营养，否则肿瘤将不能继续生长。抑制肿瘤新生血管形成，切断其营养供应，最终导致肿瘤细胞死亡，这种治疗方法称为“肿瘤饥饿疗法”，该方法对肿瘤存在一定疗效。但需注意的是，有些患者以为饥饿疗法就是通过不吃饭来饿死肿瘤，这是错误的认识。事实上，即使不吃饭，肿瘤细胞仍会从肌肉、脂肪获取营养，导致身体快速消瘦，因此不可能饿死肿瘤。患者不进餐反而会导致抵抗力下降，加重病情。

3. 单纯的饮食干预可以治疗肿瘤吗

不能。饮食干预的研究是基于肿瘤对某些特定物质需求的理论，仍处于理论及动物实验阶段。盲目禁食可能导致患者的生存质量下降，同时单纯使用饮食干预可能会错失肿瘤正规治疗的时机。

第五节　并发症的处理

1. 化疗期间不想喝水怎么办

化疗药物的作用就是消灭快速分裂的细胞，而在杀死这些细胞的同时会产生一些代谢产物，多饮水可以使代谢产物随尿液排泄出去。化疗期间，每天的饮水量（包括食物当中的）至少需要 2000mL，大剂量化疗时，每天的饮水量至少需要 3000mL。化疗前 1 天开始增加饮水量，直至化疗后 2 ～ 3 天。为保障安稳充足的休息与睡眠，应集中在白天饮水，尽量睡前排尿。

如果患者不想喝水，可通过中医药治疗有效改善患者不想喝水的症状。在饮水习惯方面，若不习惯喝白开水，也可适当喝些淡茶水、新鲜常温果汁、牛奶，或吃些富含水分的水果、蔬菜，如梨、黄瓜、西红柿等。肿瘤患者化疗后食欲减退，单纯的白开水可能引起患者反胃，可以选择在开水中加入适量的蜂蜜、口含山楂片等促进饮水，少量多次，既保证口感，又增加患者的摄入量。此外需考虑患者的心脏及肾功能情况，伴心功能不全或肾功能不全者应减少摄入量，根据医嘱进行调整。

2. 化疗后恶心呕吐怎么办

化疗药物在杀死癌细胞的同时，会损伤正常细胞，消化道是较早受累的器官之一，症状以恶心、呕吐最为常见。不仅会导致患者进食减少，体重减轻，机体抵抗力下降，严重呕吐者还会出现水、电解质、酸碱平衡紊乱，造成患者精神紧张及焦虑，对下一步治疗恐惧，部分患者不得不终止抗肿瘤治疗。

止呕对于提高患者的生活质量及确保化疗顺利就行有重要意义，目前止呕治疗如下：

（1）西医治疗：在肿瘤相关治疗开始前，医生应充分评估呕吐风险，制定个体化呕吐防治方案，在化疗前预防性给药，在化疗中持续性给药，在化疗后 2 ～ 4 天巩固性给药。在整个风险期，均需对呕吐予以防护。

（2）中医治疗：患者在化疗后口服健脾和胃的中药汤剂，如六君子汤、半夏泻心汤等，但须经过医生辨证，不可自行用药。化疗前，选取双侧内关等穴位行针刺疗法；化疗期间，取药物胃复安行穴位封闭治疗，可延缓药物吸收，能取得更好的止吐效果。另外，可予穴位贴敷、耳穴压豆等方法降逆止呕。

3. 放、化疗后出现便秘怎么办

放、化疗后的患者，由于抗肿瘤治疗或止痛药、止吐药的影响，会出现便秘，以下提供几个能改善便秘的方式给患者参考：

（1）饮食调理：多摄取高纤维食物，例如蔬菜、水果，以促进胃肠蠕动功能；同时要注意摄取水分，每天需摄入 2L 以上（因心衰、肾功能不全等疾病需限制水分摄入的患者除外）。

（2）运动与按摩：在身体能承受的情况下，适当的运动能增加肠胃蠕动、改善排便状况。另外，也可在腹部采用环形按摩的方法（手握拳，顺时针方向按摩腹部），帮助肠道蠕动。

（3）药物治疗：西医治疗可选用通便药，如我们常说的乳果糖属于渗透性药物，它能组织肠道吸收水分，促进肠道蠕动，改善便秘；中医方面可口服增液滑肠的中药改善便秘；若是患者排斥服药，可尝试中医外治法，比如中药穴位按压、针灸、中药热熨等。

4. 化疗后出现动则满头大汗、气喘吁吁怎么办

大量出汗会增加水分和钠、钾等电解质的流失。对于化疗后出现动则满头大汗、气喘吁吁者，要检测血常规、血糖、血压，必要时调整用药；饮食上保证能量摄入，必要时增加电解质的摄入。

从中医角度讲，动则满头大汗、气喘吁吁多是气虚的表现，主要属肺脾气虚。结合舌脉辨证论治，中药可予玉屏风散、四君子汤、补中益气汤等补中益气，固表止汗；也可予艾灸、针刺、穴位贴敷疗法补脾益肺，益气固表。

5. 化疗、靶向治疗后出现手足水疱、脱皮、疼痛怎么办

不少患者在抗肿瘤药物治疗后出现手足色素沉着、脱皮疼痛、麻木、溃疡等症状，这是手足综合征的表现。手足综合征是以掌跖部感觉丧失及红斑为主的特异性皮肤综合征，表现为手足色素沉着、红斑、肿胀，严重者出现脱屑、水疱、溃疡和剧烈疼痛，影响日常生活。引起手足综合征的临床常见化疗药物有卡培他滨、氟尿嘧啶、奥沙利铂、多西他赛等，

常见靶向治疗药物有索尼替尼、索拉非尼、伊马替尼、厄洛替尼等。

出现手足综合征的患者首先避免穿过紧的鞋袜，避免局部皮肤摩擦以减少刺激。外用药方面，可在皮肤折痕部位涂抹护肤露和润肤剂，或凡士林羊毛脂软膏，或尿素乳膏，或湿润烧伤膏，以保持皮肤湿润。对于出现溃疡的患者，可以局部应用生长因子凝胶或者含有维生素B的溶液，促进溃疡的愈合，或口服维生素 B_6、维生素E、甲钴胺片等进行治疗。对于出现疼痛的患者，可在疼痛部位使用软垫来保护，药物方面可选择塞来昔布、可待因等止痛剂，或局部使用利多卡因进行止痛。同时，发挥中医药的强大力量，可予中药内服联合外用减轻疼痛、脱皮、感觉减退等症状。

6. 肿瘤治疗期间出现潮热、盗汗怎么办

患者每天特定时间出现自觉发热的症状称为潮热；入睡后汗出异常，醒后汗泄即止，中医称为盗汗。有些患者在抗肿瘤治疗期间，由于内环境失调，出现潮热、盗汗。

对于此类患者，可行中医治疗，根据辨证予不同方剂，常用方有青蒿鳖甲汤、加味逍遥丸、知柏地黄丸等，常用敛汗药如浮小麦、糯稻根、瘪桃干等。应当由中医师开具处方，切勿患者自行服药，以免南辕北辙。

7. 妇科肿瘤手术后出现漏尿怎么办

腹部肌肉是人体重要的核心肌群，参与人体的呼吸、咳嗽、排便等基础生命活动。妇科肿瘤手术后，腹部肌筋膜因手术创伤导致连贯性被破坏，肌肉和筋膜变得紧绷没有弹性，对周围相邻组织或器官产生牵拉，进而出现漏尿。

盆底肌训练简单、易行、有效，是治疗漏尿的首选方法，它通过运动训练来加强盆底肌张力，增强远端尿道括约肌的控尿能力，达到预防和治疗漏尿的目的。训练可取仰卧位、坐位及站立位等姿势进行，其步骤为排空膀胱、双膝并拢，呼吸深缓，吸气时尽力收缩肛门，坚持 5 ～ 10 秒，呼气时放松 10 秒再收缩，避免腹部吸气加压和腿部及臀部的肌肉参与。循序渐进增加训练次数。第 1 周，3 次 / 天，每次 10 组；第 2 周，3 次 / 天，每次 15 组；第 3 周及以后，3 次 / 天，每次 20 组，坚持 8 ～ 10 周。

从中医角度看，漏尿多由于脾气亏虚。肿瘤手术损伤脾气，脾的统摄功能下降，故出现漏尿。中药可予补中益气汤等方剂补脾益气；也可行针灸治疗，升阳举陷。

8. 前列腺癌手术后出现漏尿怎么办

人类的排尿功能是受精密调控的生理功能，需要完整的结构和正常的神经调节共同完成。前列腺癌根治术虽然切除的是前列腺，但手术过程也会损伤一部分尿道括约肌，因此，不少患者会出现术后漏尿。

前列腺癌根治术后的患者可以通过对盆底肌肉进行功能训练（方法可见上一条），加强盆底肌肉的张力，从而改善漏尿的症状。

中医药治疗亦可改善前列腺手术后漏尿的症状，可选用中药或针灸治疗。口服中药方剂如缩泉丸、右归丸等，针灸选穴如关元穴、气海穴等。

9. 恶性肿瘤治疗后为什么会出现肥胖

（1）吃得“太好”：许多患者担心治疗时消耗太多的体能，在治疗结束后采用“大补”的方式，不管不顾地进食，造成了机体营养过剩，加上很少运动，体重就会增加。

（2）激素影响：患者在化疗期间会用到一些激素类药物来减轻化疗带来的不良反应，或是化疗过程中应用激素类药物预防过敏，或激素冲击治疗等。

（3）病情好转：治疗有效，则肿瘤缩小，对于机体蛋白质等营养物质的消耗也大幅降低，患者也会逐渐长胖。

10. 恶性肿瘤治疗后消瘦如何解决

（1）合理营养与平衡膳食：满足 70% 以上的能量需要，维持体重不下降。能量的主要来源为谷薯类，适量的油脂类，富含丰富维生素、矿物质的新鲜水果和蔬菜，以及适量的膳食纤维。满足 100% 的蛋白质需要，每千克体重 1.2 ～ 1.5g，摄取富含优质蛋白质的蛋、奶、肉、大豆类。一日三餐合理搭配，每餐饮食品种要丰富。膳食摄入不足、有营养风险的患者需要营养干预，及时就医。

（2）中医药治疗：中医药在治疗肿瘤疾病的同时，可以有效地帮助患者维持体重稳定，通过治疗改善身体状况，增加体重。同时，中医药辅助放、化疗可以减轻患者的呕吐、疼痛等不适，使患者尽快恢复脾胃功能，正常饮食，提高患者的生活质量，为进一步治疗创造条件。必要时可添加口服肠内营养或考虑静脉输注全营养。

11. 肿瘤治疗后脱发的心理影响与对策

脱发带来的精神和心理影响：①恐惧、无助：大部分患者在化疗期间出现脱发会感到无助，对化疗治疗的效果也会降低信心。②尊严受损：部分患者坦言头发脱落，感觉自身的尊严受到很大的冲击。更有少部分患者开始变得自卑，认为自己没有尊严地活在世上，没有了头发、眉毛等特征，就好像被打上了患有恶性肿瘤的标签，连出门都不敢，感觉自己不如别人。③社交障碍：很多患者在就诊时说，脱发后走在大街上很害怕路人投来异样的眼光，所以很害怕进行社交活动。“同事的嘘寒问暖、怜悯的目光都会让我感觉我和他们不一样，让我感到很不舒服，我不敢和大家一起交流或者聚会，害怕自己作为这种特殊的存在。”

当脱发对患者的心理造成不良影响时，可以采取哪些对策呢？①首先要正确认识脱发，脱发是可逆的。一般在化疗结束后 1 个月，头发开始重新长出，大约半年能够长成短发，新长出来的头发较原生发浓密，但是发质变得柔软。②戴假发。大部分患者会戴自己喜欢的假发来掩饰自己脱发，有人购买了多种颜色和款式的假发，每天换着戴。不过要防止过敏，在正规的店铺购买假发，或者可以选择定制属于自己的假发，透气性更好，舒适度更高。③逐步接受自我。一部分患者随着时间变长，慢慢地接受了自己脱发后的样子。有的患者更是谈笑说："已经这样了，着急、气恼也于事无补，倒不如像以前一样生活。"其实拥有豁达的态度、坦然笑对生活是一件非常勇敢的事，它代表了与自我和解，敢于面对现实。④中医药辨证选用一些药物对于促进头发生长也有良好的疗效。

12. 中医药可以解决恶性肿瘤治疗后的脸部色素沉着吗

对于色素沉着类疾病，中医古籍有不少关于病机的认识。综合古代医家的认识，病机包括气郁痰瘀、毒热壅盛、湿热郁毒、瘀毒内阻、阴伤气耗、气血双亏等方面，以全身辨证为主，兼有局部辨证。结合临床实践中的用药经验和现代药理学研究的结果，中药内服外用配合西医物理治疗对恶性肿瘤治疗后的脸部色素沉着有明显疗效。

13. 乳腺癌手术后出现手术区域积液如何解决

积液范围较小时，穿刺抽吸就可以很好地解决问题。穿刺之后进行轻度加压包扎，勤换药即可。如果积液范围较大，多是引流不畅引起的，往往需要考虑引流管的问题。一般需要重新放置引流管，或者拔出引流管，沿原孔位插入输液管，在外接负压吸引器，引出积液。无论积液范围大小如何，都不必过于惊慌，及时就医即可。

14. 乳腺癌手术后如何防止手臂水肿

（1）避免皮肤损伤感染：注意卫生，保持患肢清洁干燥；日常保湿，防止皮肤干裂；尽量不在患侧穿刺注射、抽血、输液等。

（2）避免上肢受压：尽量避免在患肢测量血压，穿着合体的衣服，佩戴宽松的首饰。

（3）避免过热、过冷的环境：在寒冷的环境中注意保暖，避免冻伤或皮肤皴裂；避免长时间（大于 15 分钟）接触热环境，尤其是热水浴和桑拿，避免患肢浸泡在高于 39℃的热水中；不空手端热锅，以防烫伤、灼伤。

（4）避免受力过重：患肢避免提重物，特别不要用肩带背负重物；避免力度大而重复的动作，如用力推拉等；逐步建立一种持续的、有一定强度的、适合自己身体的日常活动，在活动期间注意观察患肢的大小、形状、组织、质地、疼痛或沉重感是否有改变，经常休息以使肢体恢复，避免疲劳；减少脂肪的摄入量，平衡膳食，保持理想体重。

（5）佩戴弹力袖套：穿弹力袖套可避免水肿恶化；当进行剧烈活动时应当佩戴合适的弹力袖套，如久站、跑步等。但应除外患肢有开放性伤口或血液循环不良时。

15. 子宫癌手术、放疗后如何防止下肢水肿

（1）避免皮肤损伤感染：勤修剪指甲，避免甲沟炎，避免指甲挠伤患肢；避免患肢出现任何损伤，如蚊虫叮咬、抓伤、割伤等。积极治疗足部皮肤感染，足癣是致病菌侵入的常见原因。出现任何感染症状，如皮疹、瘙痒、发红、疼痛、皮温增高或发热时要立即就医，尽早使用药物给予抗菌治疗。关注肢体皮肤的护理，保持皮肤清洁，常换鞋袜，使用护肤用品，防止皮肤干燥。

（2）保持淋巴循环通畅：有意识地采用预防性淋巴引流手法，禁止在淋巴管破坏侧或进行过淋巴管手术的患肢进行输液治疗。坐位时，双腿避免交叉，避免长久坐姿，建议长时间坐位过程中间断性站立行走，以免影响下肢血液及淋巴循环。必要时可抬高患肢，预防下肢淋巴水肿。

（3）避免过热、过冷的环境：在寒冷的环境中注意保暖，避免冻伤或皮肤皴裂；避免长时间接触热环境，尤其是热水浴和桑拿。

（4）穿着压力裤袜：坐飞机长途旅行、长时间行走和攀爬时建议穿压力裤袜，应当避免在没有穿压力袜或弹性绷带的情况下做剧烈运动或长时间的运动。有静脉曲张瓣膜功能不全病史者应长期穿着弹力袜。

第四章

饮食宜忌篇

第一节　常见饮食的忌口与调补

1. 发物与肿瘤患者的忌口

相信许多人都多多少少听说过忌口的问题，西医对忌口的要求并不像中医那么严格，但中医对我们的影响是潜移默化的。举个简单的例子，很多人都知道感冒期间以及感冒初愈后要吃得清淡一点，可以防止感冒症状的加重或复发，这就是忌口在生活中的一个体现了。至于为什么要忌口，相信很大一部分人都不是很清楚。中医依靠药物的四气五味偏性来治疗疾病，又有药食同源的理论，隋代的《黄帝内经太素》中写道："五谷，五畜，五果，五菜，用之充饥则谓之食，以其疗病则谓之药。"反映了"药食同源"的思想。食物同样具有四气五味的偏性，而且有些食物就是药物。既然食物也具有药物的偏性，那么就出现了忌口的问题。现代社会，环境污染越来越严重，肿瘤患者越来越多，如何通过饮食的控制来防止肿瘤恶化或者术后复发，使得肿瘤患者的忌口问题也突显出来。

（1）忌口的历史渊源与发展

①忌口的起源

忌口的说法自古就有，春秋战国时期的《论语·乡党》中指出："食不厌精，脍不厌细……鱼馁而肉败，不食……沽酒市脯，不食。色恶，不食。臭恶，不食。失饪，不食。不时，不食。割不正，不食。不得其酱，不食。"体现了圣人孔子不吃变质腐烂、颜色难看、气味难闻、烹调不得法等食物的饮食规则。先秦的《周易》也提出了"慎言语、节饮食"的观点，秦代《韩非子·五蠹》载："上古之世……民食果蓏蚌蛤，腥臊恶臭，而伤腹胃，民多疾病。"可见当时已开始逐渐意识到饮食节制与饮食致病的问题了，这些都是关于忌口问题较原始的、零碎的观念。

②忌口的理论基础的形成

我国现存最早的一部医学典籍《黄帝内经》中提出："是故过于酸，肝气以津，脾气乃绝；味过于咸，大骨气劳，短肌，心气抑；味过于甘，心气喘满，色黑，肾气不衡；味过于苦，脾气不濡，胃气乃厚；味过于辛，筋脉沮弛，精神乃央。""气味辛甘发散为阳，酸苦涌泄为阴。阴胜则阳病，阳胜则阴病。阳胜则热，阴胜则寒。”五味太过伤及诸脏所克之脏，以及饮食气味阴阳太过导致人体阴阳失衡而发病的味藏学说，奠定了药食禁忌的五味及四气的理论根基。东汉张仲景在《伤寒论·辨阴阳易差后劳复病脉证并治》中言：“病人脉已解，而日暮微烦，以病新差，人强与谷，脾胃气尚弱，不能消谷，故令微烦，损谷则愈。”论述了病后脾胃气弱却勉强进食而致饮食不化的问题。杂病巨著《金匮要略》中专设“禽兽虫鱼禁忌并治第二十四”及“果实菜谷禁忌第二十五”两篇来阐述忌口的内容。其中论及了“肝病禁辛，心病禁咸，脾病禁酸，肺病禁苦，肾病禁甘。春不食肝，夏不食心……若食肝，则又补肝，脾气败尤甚，不可救……若非王时，即虚，以补肝之佳，余脏准此”，秉承了《黄帝内经》的味藏理论，较为全面地提出了忌食的原则。

③忌口理论的发展

到了唐代，医家孙思邈的《备急千金要方》和《千金翼方》对饮食禁忌的研究达到了比较精深的程度，他发挥《黄帝内经》的要旨，提出了“精以食气，气养精以荣色；形以食味，味养形以生力……精顺五气以为灵也，若食气相恶，则伤精也；形受味以成也，若食味不调，则损形也。是以圣人先用食禁以存性，后制药以防命也”。主要阐述了“味归形”“气归精”“味伤形”“气伤精”的理论，说明了饮食气味相宜则生精养形、气味相恶不调则伤精损形的道理。另外，他还提出了“食不欲杂”“食不用重肉”“学淡食”及“少食多餐”四个观点，完善了饮食禁忌方面的内容，对后世的医家关于饮食宜忌的理论发展有深远影响。

明清两代出现了饮食禁忌的专著。明代胡文焕的《新刻养生食忌》对饮食禁忌方面的内容进行了汇集，内容翔实，包括五谷食忌、孕妇食忌、乳母食忌、小儿食忌、逐月食忌等方面。明代李时珍《本草纲目》虽然是药用本草的巨著，但对饮食禁忌也有相关的内容描述：“羊肉，苦，甘，大热无毒……热病及天行病，疟疾病后食之，必发热致危。”王世雄的《随息居饮食谱》是关于发物记载得较为详细的一部作品，可以作为发物大致分类的依据。另外还有吴禄的《食品集》以及贾铭的《饮食须知》及沈懋官的《服食须知》等，内容详细，较为实用。

（2）关于忌食发物

①关于发物的文献记载

说到忌口就不能不提发物。《中国医学大辞典》《康熙字典》以及《辞源》均无关于发物的明确定义。其实，发物是民间流传的一个关于饮食禁忌方面的名词，历代医学名著中虽无关于发物的专门著作，但对忌食发物却有零星的记载。汉代医药著作《生生编》有载“猪肉毒惟在首，故有病者食之，生风发疾”，我国现存最早的食疗专著——唐代孟诜的《食疗本草》中也有记载：“（猪）肉发痰，若患疟疾人切忌，食必再发。”“（猪肉）虚人动风，不可久食，令人少子精，发宿疾。”“（鹅）肉，性冷，不可多食，令人易霍乱，亦发痼疾。”记载了食用猪肉及鹅肉会引起某些疾病的复发。元代贾铭的饮食专著《饮食须知》中也有关于忌食发物的条文：“糯米……多食发热，壅经络之气……人多食，令发风动气，昏昏多睡。”“鲥鱼……多食发痼疾及疮疥疳疾。”“鳙鱼，多食动风热，发疮疥。”明代李时珍的本草巨著《本草纲目》对古本草进行了系统全面的整理总结。对于一些食物以及药物的食用禁忌方面，李时珍不光有自己的经验，还引用了明代以前以及同时代著作中的内容，虽不够详细，但不失全面。其中有载：“胡椒，辛热纯阳，走气助火，昏目发疮。”“鹅，气味俱厚，发风发疮，莫此为甚，火熏者尤毒。”到了清代，王世雄将饮食禁忌的内容较为完善地编录在自己的著作《随息居饮食谱》当中，使发物的概念更加宽泛了。总而言之，历代虽缺乏关于发物的专著，但许多本草著作中都有关于忌食发物的记载。

②关于发物的两种定义

有这么多关于忌食发物的记载，内容繁杂，范围广泛，那么到底什么是发物？发物的确切定义是什么？名医秦伯未在《中医对于病员的膳食问题》中说过：“凡能引起口干、目赤、牙齿肿胀、大便秘结等的荠菜、韭菜、香菇、金花菜等，都有发热可能，俗称发物。”《汉日辞典》（日文）发物条释：

“一般认为，是刺激、加重外伤、肿疱疙瘩或某种疾病的食物，如羊肉、海参、鱼等物品。”综合各种说法来看，发物主要有两种定义，第一种是指会引发变态反应性疾病的食入性食物，如《证治要诀·疮毒门》中记载：“有人一生不可食鸡肉及獐鱼动风等物，才食则丹随发。”而且有报道约33%的过敏由食物诱发，这些食物过敏症在临床上往往表现为荨麻疹、疱疹样皮炎、过敏性紫癜、肠易激综合征以及哮喘等，过敏原是食物中的水溶性或盐溶性的糖蛋白。甲壳类水产动物的蛋白质同源性很高，所以如河虾、蟹、鱿鱼等存在免疫交叉反应。因此，对其中一种食物过敏的人在食用另外一些含有同源性蛋白质的食物时，也会出现同样的过敏表现。依据这个说法，民间认为的虾、蟹、鸡肉等高蛋白的发物与食入性食物过敏症关系很大，而且不同的体质对应有不同的发物。

发物的第二种定义较第一种范围更加广泛，指特别容易诱发某些疾病（尤其是旧病宿疾）或加重已发疾病的食物。如《医学心传全书》言：“毒病忌海鲜、鸡、虾发物。”《本草纲目》言：“羊肉大热，热病及天行病、疟疾病后食之，必发热致危。”《随息居饮食谱》言“（薤）多食发热”“（胡椒）多食动火”等都是关于广义发物的记载。

③发物的分类

发物的种类很多，不同地区的居民有不同的饮食习惯，所流传的发物亦有所不同。综合各种民间的说法及对各类文献的归纳，从中医学理论以及关于发物的第二种定义出发，发物主要可以归纳为以下几类：

一是发热之物，如薤、姜、花椒、胡椒、羊肉、狗肉等。凡阴虚内热、痰火内盛、津液耗伤者忌之。

二是发风之物，如虾、蟹、鹅、鸡蛋、鲤鱼、椿芽等。凡诸外感未清、咽喉目疾、疱疡瘀疹者忌之。

三是发湿热之物，如饴糖、糯米、猪肉等。凡脾虚滑泄者忌之。

四是发冷积之物，如田螺、西瓜、梨、柿等各种生冷之品。凡中焦虚寒者忌之。

五是发动血之物，如辣椒、胡椒等。凡失血诸病者忌之。

六是发滞气之物，如目鱼、羊肉、莲子、芡实等。凡气滞诸病者忌之。

这样看来，民间普遍认为的如无鳞鱼、猪头肉、鹅肉、鸡蛋等发物绝大多数属于发物中的发风之物或者发热之物，这些都是蛋白质含量相对偏高的食品，与中医外科学范畴的瘀疹疮疡，即西医的一些食物过敏症和体表的化脓性感染等疾病的关系较为密切，如《本草纲目》中说："鹅气味俱厚，发风发疮。"明确提出鹅肉具有发风发疮的特性。孙思邈在《枕上记》中提道："莫食无鳞鱼，诸般禽兽肉。"中医认为无鳞鱼和有鳞鱼相比，性更偏温，当属发物中的发热之物，热性体质的人是不宜食用的，但现在多认为无鳞鱼大部分生活在深度超过 500 米以上的深海里，体内含有较高的胆固醇及蛋白质，其营养成分与有鳞鱼相比却无多大差别。关于猪头肉，孟文华等曾报道 1 例因食用猪头肉而出现过敏性紫癜的病例，但其与恶性肿瘤等疾病复发的关系尚缺乏相关的报道。

（3）关于忌食发物与忌口的区别

忌食发物是民间流传的说法，缺乏相关文献的归纳总结，人们难免会在忌食发物与忌口两个概念上混淆。从发物的广义概念看，忌食发物即忌口，这是有中医药理论作为指导的。从食物的四气五味及其他的一些特性与人体体质对应考虑，指导忌口，这无疑是正确的，也是非常具有临床意义的。但是民间对于忌食发物的理解存在着偏差，许多肿瘤患者把发物理解为会促使肿瘤复发或者转移的食物，从而从谈瘤色变延及谈“发”色变，拒绝一切发物，这样忌口难免盲目。许多晚期肿瘤患者往往存在不同程度的恶病质、低蛋白血症、贫血，这与严格的忌口观念似乎是矛盾的，饮食应在医生的指导下合理搭配。发物会不会使肿瘤复发转移目前还缺乏相关的科学研究。

（4）肿瘤患者的忌口及忌食发物

①关于发物与肿瘤患者忌口的中医理论

从发物的第一种定义出发，发物与肿瘤患者的忌口并无直接关系；从发物的第二种定义出发，忌口也就是忌食发物，据此，肿瘤患者忌食发物又显得重要了。

对于肿瘤患者的忌口，中医理论注重的是辨证论治。肿瘤是一类病的概称，肿瘤患者根据中医四诊可以分为不同的证型，例如原发性肝癌患者大致可以分为肝郁脾虚、气滞血瘀、湿热蕴结、肝肾阴虚等型，肿瘤患者手术及放化疗后，证型又会发生变化，大致又可以分为气阴两虚、脾胃失和、气血不足、肝肾亏损等证型。所以根据证型的不同，以及各种发物的分类，各种肿瘤患者的忌口也有所不同。

证属热性的患者，表现为发热、烦躁、口渴、胸腹灼热、面红、舌红苔黄脉数等。如鼻咽癌初诊表现为失调热质体质的患者或者是癌性发热的患者，忌食发热之物，如羊肉、狗肉等。《本草纲目》有“羊肉：苦、甘、大热”“狗肉：咸、酸、温”等记载，热性体质的患者显然是不能食用的。

证属寒性的患者，表现为畏寒、肢冷、口淡不渴、小便清长、大便溏薄、舌淡胖、苔白滑、脉沉迟等。如化疗后出现脾肾阳虚的患者，不能多吃西瓜、梨以及柿子等寒凉之品，如《本草纲目》有“梨：气味甘、微酸、寒”，多食只会犯寒寒之诫。

证属气血亏虚的患者，表现为乏力、面色苍白、舌质淡、脉细无力。这种症状常出现在实体瘤或血液肿瘤化疗后患者身上，白细胞及红细胞计数都偏低，除了民间所说的发动血之物如辣椒、胡椒之外，还要忌吃寒凉的食物，如西瓜、冬瓜等。

证属湿热壅盛的患者，表现为胸闷、痰色黄稠、苔黄厚腻、脉滑数等，如肺癌表现为痰热郁肺证的患者，忌食饴糖、糯米、猪肉等发湿热之品以及胡椒、羊肉、狗肉等发热之物。蟹、鹅、鲤鱼等部分发风之物偏补，服之恐有助湿之弊。

除了上述的证型之外，还有气滞型、血瘀型等其他分型。中医理论大致上是根据疾病的性质和食物的四气五味的关系来确定忌口原则的，这样的忌口原则是需要借鉴的。

②西医关于发物和肿瘤患者忌口关系的研究

西医不同于中医，其研究主要依靠流行病学调查以及动物实验等方法，而且研究内容多为肿瘤危险因素方面的内容。许多肿瘤的发生被证明与某些饮食是存在关系的，可以把与饮食有关的这些危险因素作为癌症患者的忌口参考。比如，研究较多且结论较明确的是腌制食品。王明荣等通过209例上消化道肿瘤患者的调查研究发现，多吃腌制食品是食管癌的危险因素。动物脂肪与大肠癌的发生也被证明是正相关的。关于恶性肿瘤转移与复发的饮食方面的危险因素研究较少，关于民间所流传的发物与肿瘤复发的关系就更少了。肿瘤属于消耗性疾病，晚期肿瘤患者有不同程度的营养不良表现，而发物中有很多是高蛋白、高营养的食品，如虾、蟹、牛肉、鸡肉等，特别适合改善肿瘤患者的营养状况，这与肿瘤患者忌食发物似乎是有矛盾的。而且有调查发现，忌食某些发物与白血病的复发并无相关性。另外，现代一些研究证明，有些民间所称的发物有抗癌的作用，如香菇，《随息居饮食谱》中有载“痧痘后、产后、病后忌之”，但现代报道香菇具有很好的抗癌功效。王慧铭等研究发现，香菇的成分香菇多糖可以提高荷瘤小鼠的细胞免疫功能从而起到抗肿瘤作用。王保庆等对香菇多糖在45例中晚期恶性肿瘤患者的综合治疗中的作用分析发现，香菇多糖（天地欣）能够调节肿瘤患者血浆T淋巴细胞中的嗜银蛋白（AgNORs），提高肿瘤治疗的总体临床获益率（CBR），提高生活质量。关于无鳞鱼，施南峰等在慈溪市肺癌危险因素病例的对照研究中发现，新鲜青鲇鱼是肺癌的保护因素。鲤鱼是广为流传的一种发物，但有报道说鲤鱼提取物有抗肿瘤的活性，袁海燕对30例癌性胸腹水患者用千金鲤鱼汤加减治疗收到了满意的效果。至于支持发物导致肿瘤复发的观点，国内也有报道。陈延昌对66例恶性肿瘤患者的观察研究发现，恶性肿瘤的复发诱因确实与发物有明显关系，引起复发与转移的发物主要有黑鱼、胡椒、鸡、猪头肉等。但是这方面的研究甚少。

（5）展望

现代社会肿瘤的发病率逐年上升，忌口问题是陪伴每个肿瘤患者一生的问题。民间流传的关于发物会使肿瘤复发转移的说法，西医的流行病学调查和相关的实验研究非常缺乏。

这是一个非常现实而且也亟需从科学角度论证的问题。

关于肿瘤患者忌食发物的研究未来可以主要从两个方面探讨。一是完善临床病例的收集观察，以便明确是否存在发物促使肿瘤复发或恶化的事实，为下一步的研究打下基础。二是在临床病例证实的基础上，通过动物实验研究来进一步明确发物促使肿瘤复发或恶化的机制。民间所流传的发物很多是属于分类中的发风之物，而发风之物与食物过敏症的关系密切，主要影响人体的免疫系统而促使机体发病。随着肿瘤免疫学的发展，或许可以从免疫学这个方向寻找突破口进行机制方面的研究。随着现代基因学的发展，也可以着眼于基因方面进行相关的研究。

【参考文献】

[1] Hughes DA，Mills C. Food allergy：a problem on the increase [J]. Biologist，2001，48（5）：201-204.

[2] 陈红兵，高金燕. 食物过敏反应及其机制 [J]. 营养学报，2007，29（2）：105-109.

[3] Mills EN，Breiteneder H. Food allergy and its relevance to industrial food proteins [J]. Biotechnol Adv，2005，23：409-414.

[4] 何隆玉. 清热法为主治疗疮疡病临床体会 [J]. 现代中医药，2004，4：42-44.

［5］孟文华，张明，刘活．食用动物蛋白致过敏性紫癜［J］．华北国防医药，2002，14（4）：302.

［6］李开春，吴晴．肿瘤恶液质发病机制及诊治进展［J］．中国肿瘤，2007，12（9）：698-700.

［7］王妙秀．应用护理程序对晚期肿瘤压疮防护探讨［J］．中国实用护理杂志，2005，21（3）．

［8］凌昌全，刘庆，李东涛．原发性肝癌常见中医基本证候定性诊断规范的研究［J］．中西医结合学报，2005，3（2）：95-98.

［9］李庆玲．恶性肿瘤放、化疗后的辨证分型施治［J］．实用中医内科杂志，2002，16（2）：79.

［10］周小军，田道法．鼻咽癌家系体质调查研究［J］．中国中医基础医学杂志，2002，8（11）：860-863.

［11］张梅兰，刘学武，张芳兰．加味附子理中汤治疗肿瘤化疗后白细胞减少症140例［J］．陕西中医，2007，28（7）：843.

［12］张霆．张景岳重用人参熟地之我见［J］．江苏中医药，2003，24（9）：7-8.

［13］倪艳秋．肺癌中医辨证施治体会［J］．辽宁中医杂志，2006，33（3）：314-315.

［14］王明荣．上消化道恶性肿瘤饮食危险因素的病例对

照研究［J］. 中华流行病学杂志，1999，20（2）：95.

［15］朱世能，陆世伦. 肿瘤基础理论［M］. 上海医科大学出版社，1000，195.

［16］庞云芬，张片红. 白血病患者膳食营养及忌口调查［J］. 浙江预防医学，2007，19（19）：55.

［17］王慧铭，夏明，夏道宗. 香菇多糖抗肿瘤作用及其机制的研究［J］. 浙江中西医结合杂志，2006，16（5）：291–292.

［18］王保庆，张世强，陈冬波. 香菇多糖在中晚期恶性肿瘤综合治疗中的作用45例分析［J］. 中国肿瘤，2007，16（8）：662–664.

［19］施南峰，邵建华，虞建锋. 慈溪市肺癌危险因素病例对照研究［J］. 中国预防医学杂，2007，8（4）：406–410.

［20］赵瑞. 鲤鱼提取物的抗肿瘤及抗肝转移作用［J］. 国外医学中医中药分册，2004，26（6）：350.

［21］袁海燕，张岩，洪大秋. 千金鲤鱼汤治疗癌性胸腹水30例［J］. 实用中医内科杂志，2004，18（4）：345.

［22］陈延昌. 恶性肿瘤复发转移与进食发物的关系［J］. 中医杂志，1997，38（4）：249.

主编按：上文是根据已发表的文章与古代文献整理总结的内容，下面谈谈主编关于食物与“发”问题的个人认识，希望对关心此问题的人有所帮助。

（1）不同的人有不同的体质，不同的食物有寒热等不同性味，不同的人对食物的性味有不同的要求。如温性食物适合寒性体质者，寒性食物适合热性体质者。如果食物不适合，会造成人体不适，如腹胀、呕吐、腹泻、脾气急躁；对患者来说，食物与身体不相配，可能会影响身体恢复。

（2）在人类长期的生活过程中，饮食习惯与生活环境建立了一定的依存关系。“一方水土养一方人”正是这种关系的体现。如西北寒冷地区，适合多食牛肉、羊肉、葱、姜、八角茴香等食物；四川、贵州等多潮湿的地区，宜多食辛辣食物，帮助祛除湿气；海鲜性味多寒凉，同食姜片有护胃作用，如日本生鱼片多配姜片。

（3）关于食物与肿瘤的关系。人类正常生活所需的食物，一般是不会导致肿瘤的。对照我国的情况，近来某些地区恶性肿瘤的发病率升高，与当地污染的严重程度成正比，这是一个不可忽视的问题；而西方发达国家的发病率降低也与污染程度改善有关。

（4）关于食物与“发”的问题。年纪大一点的人都会有体会，在我国困难时期，有小孩吃了鸡肉以后头上会“发”出脓疮。这类似于中医的疗法中一种叫“托毒排脓”的治法，主要治疗阴寒疔疮。

阴寒疔疮的临床特点：体表肿块，质地坚硬，没有热性疮疡红肿热痛的表现，似成脓又不成脓，如果破溃，则脓水清稀，不易愈合，局部硬结块。

中医病机认识：机体营养不良，阴寒内盛，正气虚弱，无力托毒外出，郁而成痈。

治疗：加强营养，培补正气，温阳补虚，散寒通滞，托毒排脓。使用药物：温热补益药物，如肉桂、黄芪、鹿角霜、熟地等，代表方剂为阳和汤，同时加强营养；对于身体明显消瘦、营养不良者，非常强调加强营养，可以食用鸡等温性食物，助药力。

治疗后表现：疔疮出现明显红、肿、热、痛现象，进而化脓，脓疮破溃后，排出脓液，皮肤很快愈合。

阴寒疔疮现在很少碰到，主编在二十多年门诊中，仅见数例（经上法治疗均愈）。而以前生活水平低下的年代，营养不良者众多，阴寒疔疮是多发病，而鸡是温补的食物，食之也有类似“托毒排脓”作用，主编认为这是民间流传许多食物会“发”的原因之一。过敏情况也是“发”的表现。

（5）关于食物与肿瘤“发”的问题。通俗地讲，食物会致肿瘤发的意思是指肿瘤患者食用某些食物后会导致已经控制或治愈的肿瘤重新生长。到底食物（指正常没有被污染的食物）会不会“发”？这是本节的关键问题，先看几个现象：

从世界范围看，除中国以外，很少有其他国家、地区的居民认为正常食物会致肿瘤“发”；本人在国外交流期间，见到不少外国患者吃鸡肉汉堡，也有化疗后身体虚弱，食用鸡汤补身体。

从我国情况看，不同地区有不同的认识，比如海产品，有些地方认为可以吃，有些地区认为会“发”。

从时间发展看，以前江、浙、沪不少地区认为菇类会“发”，但随着医学研究发现，很多菇类产品比如香菇、蘑菇、金针菇等含有的多糖成分有提高免疫功能作用，是很好的抗癌药物。尤其是20世纪90年代后香菇内提取的香菇多糖在临床上使用后，大家对香菇会“发”的认识发生了改变。类似的例子还有很多。

部分患者不忌鸡、不忌海鲜没有见到不好的情况；对于鸡是否会“发”，我们将开展动物及细胞实验，结果将在以后介绍。

（6）对于肿瘤患者的食物建议如下。

不吃腌、熏制品，不吃霉变食品、辣的食品，如杭州的霉豆腐、霉菜梗、霉千张，宁波的咸鱼，金华的火腿，温州的鱼生等。

不吃蛤、蚧、螺丝、血蛤等生长在水底及泥土中的动物性食物。

不吃不新鲜食品，不吃隔夜菜。

不吃反季节的食物。

不吃转基因的食品。

2. 肿瘤患者能否食用甲鱼、鳗鱼、泥鳅

有些肿瘤患者问患病后是否能通过食用甲鱼、鳗鱼、泥鳅补充营养，我们有如下建议。

许多早期肿瘤患者形体肥胖，多由平时不良的饮食习惯所致。营养过剩在肿瘤的发生和进展中有一定促进作用，这类患者需控制饮食，不宜过量食用甲鱼、鳗鱼、泥鳅，努力做到“饭后百步走”“管住嘴，迈开腿”等，改变不良饮食习惯。

但对于晚期肿瘤患者，营养不均衡、营养不良较常见，我们建议适量服用甲鱼、鳗鱼、泥鳅增进食欲。进食高蛋白、易消化的食物对晚期肿瘤患者的康复十分重要。

3. 西洋参、铁皮枫斗、灵芝适合什么人服用

西洋参、铁皮枫斗、灵芝为凉性中药，是补气滋阴之佳品，尤其适宜阴虚内热者服用，一般建议饭后泡茶饮用。阴虚内热者的主要表现有口咽干燥、五心烦热、潮热盗汗、两颧潮红、舌红少苔等。

西洋参，味甘、微苦，性凉，归心、肺、肾经，可补气养阴、清热生津。但市面上的西洋参可能掺杂其他参类，选购时需加以鉴别。

铁皮枫斗，石斛中特殊的一类，其味甘，性微寒，归胃、肾经，可益胃生津、滋阴清热，但易敛邪，又能助湿。

灵芝，味甘，平，性微凉，归心、肺、肝、肾经，可补

气安神、止咳平喘。

需要注意的是，西洋参、铁皮枫斗、灵芝三者性寒凉，过量服用可能会伤阳助湿，甚至导致胃寒，引起嗳气、呃逆、反酸等不适，故中阳衰微、脾胃虚寒者不宜服用。

4. 冬虫夏草适合什么人服用

冬虫夏草对于体质偏寒，平素畏寒，遇冷喘咳者适宜。其为冬虫夏草菌寄生在蝙蝠蛾科昆虫幼虫上的子座和幼虫尸体上形成的干燥复合体，主产于四川、西藏、青海。其味甘，性平，归肺、肾经，可补肾益肺、止血化痰。

我们建议在食疗方面，可将冬虫夏草与鸭、鸡、猪肉等炖服，用于治疗病后体虚不复或自汗畏寒，有补肾固本、补肺益卫之功。但需注意其擅补阳，素阴虚火旺者，如夜间焦躁不安、多梦失眠者慎服。

5. 肿瘤患者可以服用人参吗

肿瘤患者可以吃人参，但是要有选择性地吃，根据自身体质选择不同品种的人参。自古以来，人参就是扶正固本的保健药品，改善体质衰弱、代谢功能低下等效佳，也可改善患者食欲、睡眠，缓解疲乏、眩晕等症状。

人参的种类较多，其成分也较复杂，需辨证论治后斟酌食用。下面我们对于常见的参进行简单的介绍。

高丽参，性温，滋补作用较强，对于阳气衰微者效佳，但阴虚火旺者慎服。

西洋参，滋阴作用较强，对于气阴两虚者效佳。

红参，性温热，补气药力足，能够大补阳气、复脉固脱、益气摄血，适用于久病体虚、阳气虚弱者。

生晒参，性平，具有大补元气、补脾益肺、安神益智、生津之功，对于久病体虚、肺虚久咳者效佳。

总之，患者须在中医师的指导下，“虚则补之，实则泻之”，适量增加行气助运的药物以达补而不滞之功，并且根据自身证型和体质，选用适合的参类以达最佳的滋补效果。

6. 肿瘤患者可以食用海参吗

晚期肿瘤患者的消耗较大，我们建议吃富含优质蛋白的食物。海参营养价值较高，对抵抗力和免疫力增加有一定作用，肿瘤患者如果没有对海鲜过敏，一般都可以吃海参。

放、化疗以及术后的肿瘤患者免疫力低下，而海参中有丰富的赖氨酸可帮助提高患者免疫力。一些食欲差的肿瘤患者也可适量服用海参补充营养，增进食欲。而且海参含有白蛋白，可有效改善肿瘤患者的低白蛋白症，改善局部或全身水肿等症状。总之，海参对于肿瘤康复有一定作用，但要注意不能过量食用。

7. 肿瘤患者可以食用蜂皇浆吗

虽然蜂皇浆含丰富的氨基酸、维生素等营养物质，可以起到镇静安眠、保肝护肝、健脑益智、增强免疫力的功效，但对肿瘤患者来说，蜂皇浆可用其他食品代替来补充。我们建议应尽量避免食用蜂皇浆，尤其是胃癌、结直肠癌、乳腺癌、胰腺癌等多因营养过剩所致肿瘤的患者。

需要注意的是，一部分肿瘤，如部分子宫内膜癌和乳腺癌，对雌激素比较敏感，而蜂皇浆中可能含有的雌激素会刺激癌细胞的生长，从而加重病情，不利于恢复，所以这些患者不宜食用蜂皇浆。

8. 肿瘤患者可以吃红肉吗

“红肉”通常指牛肉、羊肉、猪肉、鹿肉、兔肉等哺乳动物的肉，很多患者听说这些食物是“发物”而不敢进食。目前没有循证医学证据显示这些食物会促进肿瘤的生长转移，并且肉类含丰富的蛋白质、铁等物质，进食肉类有助于补充自身营养和促进恢复身体功能，因此肿瘤患者是可以吃红肉的，但需要科学烹饪，保证卫生干净，少用油煎油炸，同时适量进食，荤素搭配。

9. 乳腺癌患者饮食、服药有哪些注意事项

乳腺癌患者在饮食方面的注意点：

（1）少吃高糖、高脂的食物：不吃油炸食品、动物内脏，少吃奶油、奶酪，不喝饮料，少吃含糖量高的水果，以蔬菜代替水果摄入。因为长期高糖和高脂状态会降低机体免疫力，

增加血液黏稠度，引发糖尿病、高脂血症，也易引起血管硬化，增加心脑血管意外的风险，过食肥甘厚腻是乳腺癌发病和复发的重要因素之一。

（2）少吃激素相关性食物：乳腺癌的发生、进展和激素（尤其是雌激素）水平有较大关系，而激素水平与食物的摄入也有较大关系。许多食物含有外源性性激素，如紫河车（人类胎盘）、蜂皇浆、雪蛤（长白山林蛙输卵管）等需避免食用。

（3）饮食需均衡、规律：注意素荤搭配，坚持均衡饮食，规律进食。我们建议尽量多摄入蔬菜、低糖水果，少摄入淀粉类、肉类。蛋白质可以通过鸡、鱼、鸭、虾摄取，尽量少进食红肉，如猪肉、牛肉。“大鱼大肉就有营养”是错误的想法，做到微量元素、维生素、膳食纤维、蛋白质均衡的饮食，才是健康的饮食搭配。

乳腺癌属于激素依赖性肿瘤，而部分中药具有激素样作用，如淫羊藿、补骨脂、菟丝子、巴戟天、锁阳、鹿茸等，此类中药如使用不当，可能促进激素依赖性肿瘤的生长，导致疾病进展加重。因此医生在开中药方时需特别注意。

10. 前列腺癌患者可以食用“壮阳”药物吗

我们不推荐前列腺癌患者服用“壮阳”药物。前列腺癌的发生、发展与雄激素相关，许多“壮阳”药物有雄激素或类雄激素样作用，可能导致疾病恶化。目前，部分治疗前列腺癌药物的主要作用机制是抑制雄激素（不仅抑制睾丸分泌的雄激素，对肾上腺和前列腺癌细胞自体分泌的雄激素也能全方位地抑制）。若患者实在有服用“壮阳”药物的需求，需在临床医师指导下谨慎服用，定期检查，密切关注前列腺癌的变化。

11. 哪些食物可以提高血中白细胞计数

肿瘤患者通常会因为治疗原因而出现白细胞计数低下。正常白细胞数为（4 ～ 10）$\times 10^9$/L，白细胞少于 4×10^9/L，称为白细胞减少。白细胞减少的患者除了进行正规的治疗，可以在平时增加食疗的方式来提升自己的白细胞数。那么，哪些食物可以提升白细胞数量呢？

（1）红枣具有补气养血的功效，平时气血虚弱、白细胞计数偏低的患者都可以食用。

（2）蜂皇浆具有滋补、健脾的功效，同样也较适合治疗后白细胞减少的肿瘤患者食用。

（3）人参可以补充人体元气，强身健体，对气虚的患者尤为适合。

（4）花生也能增加白细胞数量，尤其对肿瘤患者因放疗、化疗出现的白细胞减少症有明显的疗效。

（5）还有一些高蛋白的食物，例如瘦肉、牛肉、羊肉、鸡蛋等，都具有提升白细胞数量的作用。

12. 哪些食物可以提高血中血小板计数

治疗后的肿瘤患者也常常会出现血小板计数低下的情况。血小板计数的正常值为（100 ～ 300）$\times 10^9$/L，血小板计数低于 100$\times 10^9$/L，称为血小板减少。那么，哪些食物可以提高血小板计数呢？

（1）健脾、益气、补血的食物，如红枣、花生、银耳，蘑菇等，对于血小板的数量提升有一定帮助作用。

（2）高蛋白的食物，例如豆类、鱼类、瘦肉、蛋类等。当然，如果出现血小板计数下降过多，或者是出现持续下降的情况，可能会有出血风险，建议到正规医院就诊。

13. 促进手术后快速康复的食物有哪些

每位患者的手术部位不同，因此术后可以摄入的食物会有一定的差异。例如胃肠道手术患者，术后需要短暂禁食，随后进食流质、半流质等。因此，患者具体应在医生的指导下明确食物的禁忌，适当补充一些蛋白质、维生素、膳食纤维等。

（1）蛋白质：患者在术后多数可以根据自身情况，适当增加优质蛋白的摄入，如进食瘦肉、鱼肉、鸡蛋、牛奶等。但是肾脏病患者应当注意控制蛋白的摄入量，胆结石的患者应减少鸡蛋黄的摄入。

（2）维生素：主要以当季的蔬菜水果为主，也可以在医生指导下食用维生素制剂。富含维生素 A 的食物有西红柿、玉米、胡萝卜、芒果等，富含维生素 C 的食物有小白菜、猕猴桃、苹果等。注意，糖尿病患者不宜多食水果。

（3）膳食纤维：适量的膳食纤维有助于胃肠的蠕动，富含膳食纤维的食物有燕麦、荞麦、红薯等。胃肠道术后不久的患者不宜多食，容易加重胃肠道的负担；脾胃虚弱者亦不宜多食，容易脘腹胀满。

14. 吃“十大抗癌食物”就能抗癌吗

癌症的发生发展是多元因素共同作用的结果，只靠抗癌食物预防癌症是不可能的。控制食物摄入只是预防肿瘤的一部分，食物毕竟不是药物，还需借助中医药治疗等调整内环境。另外，每个人体质不同，有些所谓的“抗癌食物”性凉伤胃或温热助火，个人需根据自身情况选择适合自己的食物，吃了舒服的就是适合自己的食物。

15. 肿瘤患者补充营养可以常喝高汤吗

很多患者家属会煲汤给患者补充营养，但是很多患者只喝汤而不吃汤里的菜肉等，这是不正确的。肉、菜含有丰富的蛋白质、微量元素、维生素等，多元化进食更符合患者的身体需求。因此，我们不建议只喝汤不吃菜肉。同时，也不建议每顿饭都喝汤，因为汤容易填满胃部空间从而导致患者吃不下其他固体食物，不利于其他营养物质的摄入。

第二节　西医治疗期间的合理饮食

1. 手术后如何食补

肿瘤患者手术后常常出现神疲乏力等身体虚弱的表现，因此肿瘤术后患者通常选择进补。但有些人担心进食牛肉、羊肉、鱼、虾等“发物”会促进肿瘤细胞生长，从而对这类食物心存顾虑。

事实上，美国肠外肠内营养学会（ASPEN）发布的肿瘤患者营养支持治疗指南指出，无证据表明营养支持能促进肿瘤的生长。多年来的临床实践也未见到营养支持促进肿瘤生长的证据。而对营养不良的肿瘤患者进行营养支持，不仅不会促进肿瘤生长，还能够改善患者体质，增强机体免疫功能，反而对肿瘤治疗有益。至于“发物”一说，伊斯兰教地区的人们不吃猪肉，经常吃牛羊肉，但其癌症复发率与普通地区并无差异。因此，凡是患者进食后不会引起过敏的洁净食物均可食用。

2. 化疗期间的合理饮食要求

化疗是肿瘤患者治疗的主要手段之一，化疗在杀死癌细胞的同时也会使正常细胞受到伤害，因此，合理的饮食对于减轻患者化疗的副作用及促进机体自我恢复至关重要。化疗期间，饮食总体要求为高热量、高碳水、高维生素、低脂肪、优质蛋白质，无绝对的饮食禁忌。

（1）饮食应该尽量做到多样化，多吃些高蛋白、低动物脂肪的食物，同时可以吃一些新鲜的蔬菜，补充适量维生素，保证营养均衡。

（2）避免食用过热或过冷的食物，宜常温的饮食；有咽痛的患者，可在餐前含服利多卡因漱口进行局部麻醉，以减轻疼痛，促进进食。

（3）进食以少食多餐、细嚼慢咽为宜，食材应丰富，避免单一，同时色彩宜鲜明，做到色、香、味俱全；避免吃腌熏、烧烤、甜腻、油炸、产气的食物，避免接触不喜欢的气味。

（4）在化疗期间容易出现血三系（红细胞计数、白细胞计数、血小板计数）下降，因此可以多吃些滋补气血的食物，例如红枣、银耳、蘑菇、花生衣等。

（5）如果恶心呕吐较明显，患者可以做到少食多餐，吃些清淡的菜品，可以在食物中加上少许生姜，起到止吐的作用。

3. 放疗期间的合理饮食要求

放疗是治疗恶性肿瘤的重要手段之一，放疗的副反应一般发生在治疗后的 2 ～ 4 周，放疗期间饮食上应当注意什么呢？

总的说来，需要做到“三宜、三高、一避免”：

（1）“三宜”：饮食宜清淡、宜消化、宜少食多餐，这有利于营养成分的吸收。

（2）“三高”：多吃高热量、高蛋白（如鱼、虾、蛋类、牛肉、羊肉、猪肉等）、高维生素（蔬菜、水果）的食物，进而保证放疗期间的营养需要。

（3）“一避免”：避免进食刺激性食物。对于恶心呕吐的患者，应避免油腻、辛辣、过甜、有强烈气味的食物。

消化道肿瘤患者放疗后，可适当增加流质食物或半流质食物（如面汤、蛋羹、果汁等），以补充足够的水分。食物加工以蒸、煮、炖等方式为主，不建议用油炸、烧烤等方式。饮食的温度以常温、温、凉为主，避免过烫的饮食，以免损伤消化道。

4. 靶向治疗期间的合理饮食要求

近几年来，癌症的治疗手段越来越多样化，靶向治疗对于一些具有特定基因突变的患者具有较好的疗效。相较于传统的放、化疗，靶向治疗的副作用相对来说较缓和。但是也有一些患者会出现严重的手足皮肤反应等不适。那么靶向治疗期间的饮食需要注意些什么呢？

（1）有些患者在服用药物期间，会出现口腔溃疡等不适，因此平时可以多食用蔬菜瓜果来补充维生素，从而缓解相关副反应。

（2）当使用抗血管生成类靶向药物时，可能会对凝血机制和血压造成影响，此时患心血管类疾病的风险较高，应当清淡饮食，避免高油、高盐。过多的食盐摄入加重心血管负担的同时，会使水分在体内潴留，进而对肾脏造成损害。

（3）患者在治疗期间也应该多食用一些高蛋白的食物，补充营养。

（4）少吃辛辣刺激食物，同时要避免食用西柚和西柚饮品。加拿大研究人员发现，西柚中富含的呋喃香豆素可抑制人体内分解药物的酶的活性，从而导致进入血液的药量倍增。这样可能无意中导致药物摄入过量。

5. 免疫治疗期间的合理饮食要求

近几年来，肿瘤免疫治疗也越来越受到关注。肿瘤免疫治疗指一种利用人体自身免疫能力攻击治疗癌细胞的治疗方式。在短期内借助外力来激活免疫系统，或多或少会带来一定的副作用，例如甲状腺功能异常、肝肾功能异常等。那么，在免疫治疗期间，患者的饮食有什么要求呢?

（1）平衡膳食是基础，通过食物摄入能够获取满足身体营养需求的多种营养素。

（2）保证足够的能量和蛋白质（如米饭、馒头、面条、鱼油、蛋类、鱼类等）摄入，以利于维持体重稳定。

（3）适量补充蔬菜、水果和其他植物性食物，吃富含矿物质和维生素的食物。

（4）避免刺激性辛辣食物、油炸、烟熏食品等的摄入。

6. 化疗期间出现恶心呕吐，如何通过饮食调理

恶心呕吐是化疗最常见的副作用。据统计，不给予呕吐预防用药的情况下，化疗相关恶心呕吐的发生率高达70%～80%。恶心呕吐的出现，严重影响患者的营养摄入，对此，可以对化疗后呕吐患者进行如下饮食调整。

（1）少食多餐：可将每天的餐次增至6～7次，每次进食少量食物，当患者自觉饱胀或恶心呕吐时暂停进食，待不适感缓解后继续进食。

（2）食物要高蛋白、高热量、易消化且清淡，如瘦肉粥、面条、鱼、蛋。主要采取蒸、煮、凉拌的方式，可以添加油、盐、酱、醋、葱、姜、蒜等改善口味。

（3）少食含色氨酸丰富的食物，例如香蕉、核桃和茄子等，因为色氨酸会促进胃液的产生。

（4）气味缓解：恶心时可以吃一些话梅、酸奶、山楂糕、薄荷糖、绿豆汤，或其他患者喜欢且能吃得下的小零食。

（5）呕吐剧烈者可能出现电解质紊乱、脱水等情况，应当及时就医。

7. 放疗期间出现口腔黏膜疼痛，如何通过饮食调理

放疗后出现的口腔黏膜疼痛称为放射性口腔黏膜炎，是由于放射线电离辐射引起口腔黏膜脆性增加，出现破溃，唾液腺受到放射性损伤，导致唾液分泌量明显减少。这是头颈部肿瘤放疗常见且严重的并发症之一。

饮食中的一些营养元素能够帮助减少口腔溃疡的发生。建议避免过硬、过粗、过冷、过热、过酸和辛辣食物，以减少对口腔局部的刺激。补充高营养流质或半流质食物，如莲子羹、雪耳羹、牛奶、豆浆、鲫鱼汤；适量口服维生素 C、维生素 E、维生素 B 等。

第五章

康复养生篇

第一节　恶性肿瘤的康复

1. 什么是肿瘤康复

肿瘤康复就是调动医、患、家庭和社会各方面的积极性，综合运用西医、中医、心理、营养、身心锻炼、社会支持等措施和技术，最大限度地提高癌症的治愈率，延长患者的生存期，改善患者的生活质量，帮助患者早日回归社会。

2. 肿瘤康复的最终目标是什么

肿瘤康复的最终目标是使患者恢复健康，即通过临床治疗杀死癌细胞、清除病灶、缩小肿块，抑制癌细胞增生、扩散、转移，使疾病缓解或治愈，增强机体免疫功能，患者恢复开朗、乐观的良好精神状态，在身体、精神和社会适应上达到完好的状态。

3. 肿瘤康复的方法有哪些

（1）定期复查，长期随访：一般治疗期结束 1 年内，每 2 ～ 3 个月应复查 1 次，1 年以后可每半年复查 1 次，以便及时发现问题，及时治疗，防止复发和转移，巩固疗效。这对于肿瘤康复有着重要的意义。

（2）中医中药治疗：中医认为，机体之所以产生肿瘤，是因为体内脏腑气血阴阳的衰弱、紊乱、不平衡，导致了一系列病理变化。因此，运用中医中药治疗，平衡脏腑气血阴阳，改变产生肿瘤的人体内环境，从而消除致病因素，防止肿瘤的转移与复发。

（3）调理饮食：中医历来有“药补不如食补”之说，饮食调理对疾病康复非常重要，包括不吃霉变的食物，少食腌、熏、晒、炸等方法加工的食品；进食优质高蛋白食物与新鲜蔬菜水果，少食高油、高盐、高糖食品；改变进食过快、暴饮暴食等不良饮食习惯，以避免癌症的复发或新肿瘤的产生。

（4）改变不良生活习惯，保持健康的生活方式：许多肿瘤的发生都与不良生活习惯有关，如吸烟，起居无规律，过度疲劳，喜食腌、熏、油炸食品或偏食等都是癌症发生的潜在因素。因此，改变不良生活习惯是目前最有效的预防癌症的措施，除了严格的戒烟限酒之外，应该保持规律作息，充足睡眠。可参加户外活动，一般以散步、做操、练气功等并不剧烈的运动为主，以不感到疲乏为度。运动可调节免疫，促进代谢，促进体力的恢复，还可以改善气血循环，加快有毒物质排泄，从而降低癌症复发和转移的可能。

（5）保持积极乐观的精神面貌：许多研究都发现，不良情绪与癌症的发生有着密切的关系。长时间处于不良情绪中，只能使自己的免疫功能更趋抑制，促使病情进一步发展。因此可通过适当的体育锻炼、培养爱好、参加社会公益活动等转移对疾病的注意力，同时还能更好地融入社会，使自己保持一种积极向上的、愉快的精神状态，从而增强机体内在的抗病能力，达到预防复发和转移的目的。

4. 恶性肿瘤可以治愈吗

一般来说，恶性肿瘤通过治疗，5 年内没有出现复发或转移即可认为临床治愈。大部分早期恶性肿瘤和部分晚期恶性肿瘤（如白血病、淋巴瘤等）有很高的临床治愈率，但西医仍无法做到完全治愈，即杀灭或清除所有癌细胞，为追求这一效果而过度治疗反而会带来严重的副作用，导致患者的免疫功能、生存质量下降。因此，通过治疗，瘤体缩小，病情稳定，进而患者的生存期延长，生活质量提高，达到“带瘤生存”的状态是比较理想的。

5. 恶性肿瘤治愈后，5 年不复发就可以放心吗

如果根治术后 5 年都没有出现复发转移，再次复发的风险和概率一般比较低，可以认为是临床治愈，但不代表完全

没有复发风险。因此并不能认为高枕无忧而放纵自己，必须养成良好的生活习惯，健康饮食，戒除烟酒，保持平静乐观的心态，避免强烈的情绪刺激，防患于未然，同时定期体检，不必对肿瘤复发和转移过于恐慌。

6. 得了一种肿瘤后，为什么有些人会得第二种、第三种肿瘤

多原发癌的发生病因未明，考虑与多种因素作用有关，包括以下几种：

（1）化疗、放疗：化疗可能导致后天性免疫缺损，降低了身体对癌症的抵抗力，使新的原发癌有机可乘。放疗虽能治疗恶性肿瘤，但大剂量的辐射也可能诱导恶性肿瘤再次发生。

（2）遗传：多原发癌常见于已经患癌的患者，有肿瘤家族史的患者更容易发生。其发生新癌的概率比健康人高 6 ～ 12 倍；且多原发癌患者中，14% ～ 50% 有肿瘤家族史。

（3）不良的生活方式：不良的生活方式会增加多发肿瘤发生的可能。如吸烟者肺癌的发生率是不吸烟者的 13 倍，且吸烟者发生诸如膀胱癌、口腔癌、食管癌、胃癌、结肠癌等病的风险亦高于不吸烟者。饮酒及其他不良的饮食习惯和生活作息均与上述风险相关。

（4）年龄：年龄≥ 50 岁的患者发生多原发癌的概率比较

高。多原发癌患者出现第二原发癌的中位年龄为66.5岁，因此，高龄人群的定期体检在肿瘤筛查环节中显得尤为重要。

7. 肿瘤康复患者的注意事项

（1）定期复查，积极治疗其他并发症。肿瘤患者一般体质较弱，往往伴有并发疾病，如上呼吸道感染、肺炎、肠炎、糖尿病和心脑血管疾病等，因此要多关注自己的身体，定期体检，发现有异常或并发症时要积极治疗。

（2）进行适当的体育锻炼。适当的体育锻炼可以增强体质，同时避免过度疲劳。运动贵在坚持。

（3）改变不良的行为和生活方式。如熬夜、抽烟、喝酒、生活作息不规律、饮食不节等习惯，这些都不利于身体的康复。

（4）保持乐观积极的情绪。改掉自己的“坏脾气”，特别是那些情绪极其不稳定、看事情容易钻牛角尖、性格有自闭自虐倾向的患者。积极的心理因素，可以大大调动机体的潜在能量，增强机体的抵抗力，对疾病的康复起到促进作用。

（5）消解恐癌情绪。简单来说就是不要惧怕癌症，相信自己有康复的可能性，以坚强的意志有效应对精神压力。

（6）肿瘤患者的营养需求量很大，日常生活中应选择营养的食材，注意给身体提供全面、均衡、足量的营养。尤其要注重进食蛋白质丰富的食物，因为蛋白质是机体免疫防御功能的物质基础，补足蛋白质，有利于患者增强体质，提高机体免疫力。另外也可适当补充消化酶和益生菌，能有效改善肿瘤患者的消化吸收能力，增进食欲。

第二节　中医药与恶性肿瘤康复

1. 中医药在肿瘤康复过程中的应用原则是什么

（1）扶正与祛邪：扶正即调动机体的抗病能力，提高机体的免疫功能，增加免疫系统的作用；祛邪即抑制、排除、消灭致病因素。通过调整两者的平衡达到防治疾病的目的。

（2）急则治标，缓则治本：若治疗过程中，肿瘤患者出现了紧急危重的证候，不及时处理将危及患者的生命或影响下一步的治疗实施，当先治疗急症；若肿瘤患者的病情较平稳，暂无紧急危重的证候，主要针对癌肿以治其本。

（3）同病异治，异病同治：同病异治是指对于相同的癌症采用不同的治疗方案和治疗措施。由于患者的个体体质差异，或处于不同的分期，或中医分型不同，或病理分化程度的差异等，应制定不同的中医治疗方案。异病同治则是指不同的肿瘤或同种肿瘤的不同病理类型，由于其病因病机相同，或临床表现的证候相同，亦可采取相同的治疗方法和措施。

（4）多种方法综合治疗：中医肿瘤学亦吸取了西医的研究成果，在治疗癌症时遵循多种方法的综合应用。强调辨病与辨证相结合，并酌情配合手术及放、化疗，内治与外治，药物治疗与心理治疗，以及一些单方、验方等特色疗法，互相取长补短。

2. 中医药在肿瘤康复中的优势

中医药作用温和，毒副作用小；能弥补其他治疗的不足，减轻放、化疗的副作用，增强放、化疗效果；痛苦少，患者易接受。通过调整阴阳和五脏六腑平衡，改善机体的功能状况和生活质量，加速术后恢复，抑制肿瘤生长，控制或延缓复发，延长患者的生命。

3. 中医药可以预防肿瘤复发吗

可以。肿瘤的发生是建立在有利于其生长的土壤——内环境上，目前的手术、放疗、化疗是治疗土壤中的“草”即恶性肿瘤的方法，而未对其土壤进行处理，所以“毒草”的再生（瘤体的复发）是难免的。肿瘤复发的表现虽然类似，但内在原因却因人而异。中医通过辨证论治，对虚者补之，实者泻之，肝气郁结者疏肝，脾胃虚弱者健脾和胃，湿热蕴结者清热利湿，“谨察阴阳所在而调之，以平为期”，从而达到阴阳平和的状态。同时，使患者保持健康的饮食习惯和乐观的生活状态，改变“种子”（肿瘤细胞）赖以生存的“土壤”（内环境），抑制或消除多种肿瘤的致病因素，从而达到防治恶性肿瘤术后复发的效果。

4. 中医药可以防止肿瘤转移吗

可以。恶性肿瘤的转移在中医中属于传变的范畴，其传变的途径由浅入深，由近向远。中医根据“未病先防，既病防变”的思想，具体辨证运用扶正培本、活血化瘀、软坚散结、清热解毒等方法，在临床上预防肿瘤复发及转移的疗效已被确切证明。

第三节　肿瘤患者的日常生活

1. 肿瘤患者如何预防感冒

（1）勤洗手，建议使用七步洗手法。

（2）多开窗通风，勤洗被褥，保持整洁干燥。

（3）海产品类等食物一定要煮熟后食用。

（4）重视身体锻炼，增强体质。

（5）预防流感，可主动接种流感疫苗。

2. 肿瘤患者如何防止中暑

（1）妙用空调：肿瘤患者用空调时，建议维持室内外温度相差5℃左右，连续使用8小时后，室内必须通风，避免空调病。如果居住的屋子比较狭小，使用空调时最好能半开房门。

（2）谨防高温：为了避免不必要的气血加速、体温升高，肿瘤患者要多在树荫下纳凉，少在高温处停留。另外，洗澡时的水温不宜过高，蒸桑拿、泡温泉都不适合肿瘤患者。

（3）减少运动：有些肿瘤患者喜欢出门运动，但遇到高温酷暑，要防止出汗过多，避免耗气伤阴。可在晚上适当活动，平时上午10点到下午3点尽量少出门活动。

（4）补充水分：夏季高温出汗过多容易丢失大量的水和电解质，肿瘤患者发生脱水的概率相对更高一些，即使是在空调房中，也可能会出现脱水。肿瘤患者夏季每天喝水最好在1500mL以上，多喝绿茶、淡盐水等。有胸腹积液，胃部、膀胱或肾肿瘤的患者要特别注意，按需按量地补充液体，遵循出入平衡的原则。

（5）补充维生素和蛋白质：天气炎热，接受放、化疗的患者胃口不好，容易引起蛋白质和微量营养素缺乏，最好的办法是通过饮食补充。

（6）避免感染：高温天气是细菌生长繁殖的好时机，而肿瘤患者身体虚弱、消耗大，发生感染以及其他并发症的概率也会升高。要注意个人卫生，经常洗澡或擦身体，尤其是长期卧床的患者。另外，注意饮食卫生，避免出现腹泻、食物中毒等。

3. 肿瘤患者经常出现“感冒”是正常的吗

这是正常的。因为肿瘤患者常常需要配合放、化疗等治疗手段。化疗是将快速分裂的细胞不分好坏全部杀死，缺乏对肿瘤细胞的特异性识别，因此化疗药物进入骨髓以后，常常导致多能造血干细胞的活力明显下降，就像被冰冻了一样，这就是骨髓抑制。尽管化疗药物日新月异，疗效不断提高，副作用明显减少，但还无法完全避免骨髓抑制，放疗也是如此。此时的肿瘤患者处在一个“骨髓抑制期”，在这个过程中，机体免疫力低下，病原体极易入侵造成感染，尤其是上呼吸道感染，也就是我们说的感冒。

4. 肿瘤患者出现疼痛是疾病发展的表现吗

答案自然是否定的。肿瘤患者约 75% 的疼痛是肿瘤导致的，约 15% 的疼痛是肿瘤治疗导致的，而另外 10% 的疼痛是其他非肿瘤原因导致的。疼痛与肿瘤进展转移的关联度并非完全对等，虽然癌痛与肿瘤的大小有关系，但是肿瘤的部位、性质也会影响疼痛的程度。比如肺尖部肿瘤导致肩痛、上肢痛，但肿瘤直径未必大；肺下叶肿瘤很大时也不一定会导致疼痛；胃肠道肿瘤腹腔广泛转移或许只出现轻微疼痛。因此，不能以疼痛轻重判断肿瘤的变化。患者应该放宽心，摆脱自身的恐惧心理，直面癌痛。

5. 如何解决肿瘤患者的焦虑问题

（1）定期运动：大家都知道运动能够增强体质，但很多人不知道，其实运动对缓解焦虑也有奇效。它可以促进血液循环，改善神经递质的产生和调节，从而达到缓解焦虑的效果。

（2）学会放松：真正的放松不是单纯地看电视剧或吃零食，放松是有策略的，想象令人放松的场景和冥想都是比较有效的方法，它能帮助迅速恢复身体的能量。

（3）改善睡眠：睡眠有助于缓解躯体和精神压力，而睡眠不足会导致焦虑症状加重，改善睡眠可以大大减少压力对身体的影响，从而减轻焦虑。如果长期失眠，可以先尝试练习放松技巧，或寻求专业心理咨询的帮助。

（4）学会分散注意力：健康的分散注意力的方式，比如画画、写日记、听欢快的音乐，或者和朋友一起玩游戏，都有助于缓解焦虑。多花点时间在其他事情上，自然就没有空闲去焦虑了。

（5）系统脱敏：这是心理学上一种比较专业的克服恐惧和担忧的方式。具体操作：①将让你焦虑的事物按照焦虑程度由低到高的方式写下来；②对清单上的事项进行充分想象或是模拟，直至一条完全克服，再进行下一条的想象或模拟。这样的练习能够很大程度上帮助患者克服对清单上事物的焦虑，但具体操作建议在心理咨询师的帮助下完成。

6. 肿瘤患者抑郁怎么办

（1）正确认识疾病：肿瘤患者需要了解一些肿瘤基础知

识，了解目前医学界对肿瘤的防治观点、研究动态以及发展趋势，要树立“恶性肿瘤不是绝症”的观念。但也应当承认恶性肿瘤是一类防治较为困难的疾病。患者可以通过自己阅读相关书籍，也可以在医护人员的指导下了解相关知识。

（2）树立坚定信念：无论是大病、小病，还是良性肿瘤、恶性肿瘤，我们都应该坦然面对并且树立强大的精神信念。现代科技日新月异，随时都可能出现新的抗癌药物或治疗技术运用于临床，生命每延续一天，就多一分可能获得新的机遇和希望。要充分重视肿瘤患者的心理健康，如发现有情绪的困扰，要适当地予以排解，必要时寻求心理医生的帮助，以避免造成更严重的伤害。

（3）保持积极乐观：心理因素在肿瘤的预防和治疗中的作用是不容忽视的。进行自我心理调节是每一名肿瘤患者应该重视并且必须重视的问题，应积极努力地进行调整，保持稳定的心理状态，并进入一个良性循环。积极的、向上的、乐观的生活态度是有力的“武器”，越是病情严重的时候，越需要拥有顽强的毅力，打起精神与病魔抗争。

7. 肿瘤患者脾气暴躁怎么办

（1）家属关爱理解：肿瘤患者心理比较敏感，如果发脾气，家属尽量不要与患者争论，这时候的刺激会使患者更加敏感，对患者的疾病发展、后期恢复都不利。同时，家属应多给予肿瘤患者关爱，一句体贴的话、一顿用心的饭菜，都会激起患者对抗肿瘤的勇气。家属要多和患者沟通，帮助患者宣泄不良情绪。

（2）学会控制情绪：肿瘤患者也要学会控制自己的脾气，学会消化转移不良情绪，学会包容别人。人无完人，是人就有缺点，不要总是生气。同时了解病情的进展及治疗过程，与主治医生多沟通。

（3）发展兴趣爱好：给自己设定一个目标，为了这个目标努力，有了精神寄托，其他的事情就没有那么重要了，如养花养鱼、看书、画画等。癌症患者也可以加入一些抗癌协会，多参加集体活动，转移对癌症的注意力。

8. 关于恶性肿瘤患者治疗后性生活的问题

恶性肿瘤治疗后能否进行性生活是目前肿瘤患者较为关注的一个问题。很多人在得肿瘤后害怕进行性生活，认为这会导致肿瘤的复发。其实，这个观点是错误的。适当的性生活有利于患者的身心健康，但是要掌握尺度，需要根据患者的病情、年龄、体力等多种因素综合考虑。在这里，我们给出以下几点建议。

（1）很多患者可能都会经历手术、放疗、化疗等抗肿瘤治疗，这些治疗在一定程度上会影响患者的体力状况，出现一些治疗的副反应，如血三系下降、恶心呕吐等不适。因此，在这段时间建议尽量不要进行性生活，以保留充分的精力与体力。

（2）恶性肿瘤治疗后或者肿瘤的巩固治疗阶段，如果患者病情稳定，体力也恢复良好，可以适当进行性生活，这有利于调节夫妻关系，应该以不疲劳为度。当然，具体情况视患者年龄、体力、癌种等而定。

（3）很多生殖系统肿瘤，例如女性的卵巢恶性肿瘤、子宫恶性肿瘤、阴道恶性肿瘤以及男性的前列腺恶性肿瘤、阴茎恶性肿瘤等，可能会在一定程度上影响性生活的体验，甚至让患者产生自卑心理，这时候就需要伴侣之间相互包容、相互理解，性生活时注意动作轻柔，并及时关注患者的心理健康问题。如果性生活过程中，出现新的疼痛以及出血不止等情况，建议及时就诊。

（4）肿瘤并不会通过性生活传播。宫颈恶性肿瘤患者多数合并有高危型 HPV 感染，在没有保护性的性行为时，HPV 病毒可以通过性接触在男女之间相互传播。因此，我们建议这类患者的伴侣可以通过戴安全套的方式降低 HPV 传播的概率。如果肿瘤术后，HPV 感染消退，就不存在病毒传播的问题。

9. 肿瘤患者治疗期间的运动锻炼要求

国内外大量研究表明，适当、合理的运动不仅能在一定程度上减轻身体的不适症状，提高癌症患者的免疫力，改善疲乏、失眠，还能疏导患者的心理问题和负性情绪，如焦虑、抑郁，有利于提高患者的生活质量。

（1）手术前后：手术前可适度增加有氧运动，增强心肺功能，强壮体质，但应注意避免到人多的地方活动，以免感染；手术后，患者在不能下床前可进行床上活动，病情稳定后应及早下床活动。

（2）治疗期间：刚开始接受治疗时，以调整身体、养成良好的生活习惯为主，在适应治疗周期后可以逐步增加锻炼的时间和强度。接受放疗、化疗和靶向治疗的患者要注意，如果出现心血管的副作用，就需要减轻运动强度，避免意外发生。

（3）运动类型及时间：建议有氧运动如散步、快走、慢跑、爬楼梯、骑自行车、广场舞、太极拳、八段锦、游泳等，抗阻力运动如仰卧起坐、弹力带、杠铃、哑铃等，患者们可自行选择适合自己的运动。运动最好养成规律，运动时间以每次 20 ～ 30 分钟为宜。抗阻力运动难度相对高一些，注意量力而行。

（4）注意事项：治疗过程中带有留置导管或营养管的患者，应避免导管接触游泳池、湖泊、海水或其他可能导致感染的因素；导管区域的肌肉进行活动时，要避免导管滑脱；骨转移患者要注意骨折风险，避免较大强度的运动。

10. 肿瘤患者康复期间的运动锻炼要求

肿瘤康复期患者每周应坚持150分钟左右的中等强度运动。

（1）运动类型：有氧运动，如快走、慢跑、瑜伽、骑自行车等，我国传统的体疗运动，如武术、太极拳、五禽戏、八段锦、气功等，刚柔并济，动作舒缓，比较适合老年患者练习。

（2）运动时间和频率：运动时间以餐后半小时至1小时为宜，以免影响胃肠消化、吸收或出现低血糖反应。建议每天的运动量应保持在30分钟左右，可1次或分次完成，但有效运动的持续时间需保持在15分钟以上，每周不少于3次，体力较好的患者或肥胖患者可根据自身情况适当增加运动量及运动频率，并坚持6个月以上，养成良好的生活习惯。

（3）注意事项：运动虽然好处多多，但也要量力而行，循序渐进，千万不要强迫自己运动。运动时要有家属陪护，如果出现不适应立刻停止运动进行休息，不可逞强。

11. 肿瘤患者应如何度过春季

春天是万物生长发育旺盛的季节，肿瘤细胞也会出现加速生长的生物共性；春季各种细菌、病毒生长繁殖活跃，容易侵入患者体内，影响癌症患者的免疫功能，这也为癌症复发转移提供了条件。那么肿瘤患者应该如何度过春季？

（1）要预防“风邪”的伤害。在中医理论中，春天五行属木，肝、胆当令，自然气候方面五行主风。因此，患者应该注意外界气候的变化，注意保暖，同时也要远离容易传染疾病的公共场所，避免传染性疾病的感染。另外，要注意“内风”，防止中风的发生。

（2）保持良好的情绪。春季肝旺，亦是肝病高发的季节。人的精神活动与肝的疏泄功能有关，不良的情绪变化是癌症的激活剂，对于预防癌症的复发、转移也非常重要。

（3）春季“养阳气”。春季是阳气渐长的时节，人体在这个时候应该适当补充阳气，来适应时节的变化。适当的运动有助于补充阳气和改善阳气虚的状况。适宜春季的活动主要以舒展筋骨、增强抵抗力为主，如散步、太极拳、八段锦等。也可以适当补充性温味甘的食物，如黑米、高粱、黍米、南瓜、扁豆、红枣、桂圆、核桃、鲈鱼、草鱼、黄鳝等，少吃生冷的食物。

（4）根据自己的兴趣爱好，陶冶情操，舒畅气机，调和肝脾，对改善自身体质很有益处。

12. 肿瘤患者应如何度过黄梅季节

每年的 6 月中旬到 7 月上旬，江淮地区会出现长达 1 个月之久的连续阴雨天气，俗称“梅雨”。这段时间的空气湿度大，会对人的生理、病理变化产生影响。“湿”是肿瘤生长、复发的病理因素之一。那么肿瘤患者如何度过黄梅季节？

（1）日常起居，保持环境干燥。在这个潮湿的季节，平时要保持居住环境的干燥，可以买除湿剂放在家中，经常开窗通风。

（2）清淡饮食，少吃生冷油腻之品。在饮食方面要注意清淡，肿瘤患者可以食用一些利湿的食物，如薏米、赤小豆、丝瓜、冬瓜和葫芦等，同时也要注意饮食卫生。

（3）保持愉悦，别让心情“发霉”。适当运动可以舒缓心情，同时也可以培养一些自己的兴趣爱好，来分散注意力，保持心情愉悦。

13. 肿瘤患者应如何度过夏季

夏季气温较高，空气湿度也相对大。肿瘤患者多正气不足，加之肿瘤治疗容易损伤脾胃，脾失健运而生内湿，内外湿邪合而为病，常出现头昏脑涨、食欲减退等诸多不适，严重者可能会出现呕吐、腹痛、腹泻等症状。所以，肿瘤患者在夏季更应该注意饮食和起居的护理。

（1）饮食以清淡为主，多食当季新鲜蔬菜、水果，少食辛辣、油腻、变质食物，可以适当补充一些安神食品，例如莲子、百合、红枣、薏米、木耳等。且夏季容易出汗，注意补充水分。

（2）平时起居注意开窗通风，注重个人卫生；同时也要注意室内外温差，预防中暑以及着凉。

（3）夏季情绪容易暴躁，应放松心态，适当运动，注意精神的调养，保持好心情。

14. 肿瘤患者应如何度过秋季

秋分过后，天气渐冷，昼夜温差加大，容易伤风感冒，许多慢性病容易复发，也被称为“多事之秋”，对肿瘤患者来说也是一种考验，那么该如何度过秋季？

（1）秋季多燥，在饮食上要注意多喝开水、淡茶等。其次，适当多吃新鲜蔬菜和酸性的水果，以生津润燥、清热通便，但是不宜多食，以免损伤脾胃的阳气。另外，还可多吃些蜂蜜、百合、莲子、木耳、银耳、冰糖、芦根等清补润燥之品，少吃辛辣食物，如葱、姜、蒜、辣椒等。

（2）起居有节，做到早睡早起，秋季天气变化无常，肿瘤患者要重视防寒保暖，根据温度变化，增减衣物，做到“秋冻”有节。

（3）秋季“养收”，人体的阴精阳气都处在收敛内养的状态，故运动养生也要顺应这一原则。不要剧烈运动，以防汗液流失，阳气伤耗。可以根据自己的身体状况和爱好，选择适合的运动项目，如跳健身操、慢跑、散步、打太极拳等。

15. 肿瘤患者应如何度过冬季

冬季是一年中最寒冷的季节，在这个季节，人体阳气潜居于内，因此比较容易出现感冒、肺炎等疾病。肿瘤患者本身体质较差，在冬季更加应该注意养生。

（1）冬季进补：应该选择一些滋补食物，可以适当食用一些低脂肪、优质蛋白以及富含维生素的食物，例如蛋类、鱼类、蔬菜等，以提高机体免疫力。除此之外，也可以去正规医院开一些方药来调理身体。

（2）起居调养：患者应该保持早睡晚起、日出而作的生活习惯，较春夏时节多睡 1 ～ 2 个小时，保持充足睡眠，有利于阳气潜藏，阴精蓄积。尽量减少外出，选择舒适保暖的衣服，注意防寒。

（3）适当锻炼：冬季肿瘤患者血脉活动迟缓，需要进行适当的伸展运动，动可升阳，助血行气畅，避免身体体能下降。

（4）精神调养：冬季更加应该静下心来，可以根据自己的兴趣爱好进行练习书法、阅读书籍等一些室内活动，来愉悦自己的身心。